VIDA URBANA E SAÚDE

E SAÚDE

OS DESAFIOS DOS HABITANTES DAS METRÓPOLES

CB033016

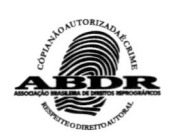

Consulte nosso catálogo completo e últimos lançamentos em **www.editoracontexto.com.br**.

VIDA URBANA E SAÚDE

OS DESAFIOS DOS HABITANTES DAS METRÓPOLES

PAULO SALDIVA

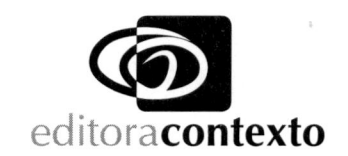

editora**contexto**

Copyright © 2018 do Autor

Todos os direitos desta edição reservados à
Editora Contexto (Editora Pinsky Ltda.)

Capa e diagramação
Gustavo S. Vilas Boas

Coordenação de textos
Luciana Pinsky

Preparação de textos
Lilian Aquino

Revisão
Ana Paula Luccisano

Dados Internacionais de Catalogação na Publicação (CIP)
Andreia de Almeida CRB-8/7889

Saldiva, Paulo
Vida urbana e saúde / Paulo Saldiva. – São Paulo :
Contexto, 2025.
128 p.

ISBN 978-85-520-0038-9

1. Vida urbana 2. Saúde pública 3. Urbanização
4. Poluição I. Título

17-1881	CDD 307.76

Índice para catálogo sistemático:
1. Vida urbana

2025

Editora Contexto
Diretor editorial: *Jaime Pinsky*

Rua Dr. José Elias, 520 – Alto da Lapa
05083-030 – São Paulo – SP
PABX: (11) 3832 5838
contato@editoracontexto.com.br
www.editoracontexto.com.br

Sumário

Apresentação

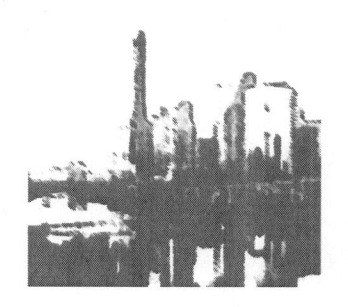

Este livro aborda a saúde da vida urbana e, portanto, fala também do ser humano. As cidades são hoje o habitat natural deste bípede, que cada vez mais está mudando para o ambiente construído, um novo ecossistema onde a natureza cede progressivamente espaço para a concretude do asfalto: 54% da população mundial é urbana. No Brasil, o número chega a impressionantes 84%. A maior parte do que consideramos como civilização foi construída pela força criativa do espírito humano, alimentado pela seiva vital composta pela troca e mistura de ideias, saberes, sonhos e utopias, renovados todos os dias no ambiente urbano. O *Lógos* (razão) e o *Páthos* (emoção) caminham de braços dados pelas ruas das cidades.

O encantamento da convivência humana, porém, habita o mesmo espaço do adoecer, provocado pela falta de saneamento, pela contagiosidade de moléstias que chegam por mosquitos, pela poluição do ar, pela violência e pela premência do viver moderno. Esse é o cenário de um conflito eterno a se arrastar pelos tempos: as delícias e os sofrimentos que convivem, em perfeito entendimento, nas cidades.

Sempre fui fascinado pelas cidades, especialmente São Paulo. Meu nome é Paulo, nascido em São Paulo em pleno Quarto Centenário (1954), no mesmo ano da morte de Oswald de Andrade. Naqueles tempos, São Paulo flertava com a ideia de ser uma cidade assemelhada a Nova York. A falta de planejamento, aliada a um crescimento explosivo, mudou o seu destino, criando um laboratório natural para o estudo das várias facetas de uma cidade desigual, intensa e fascinante. Nasci, vivi e envelheci acompanhando as mudanças de minha cidade. Fui cobaia e observador a um só tempo. Médico e asmático, comecei a estudar os efeitos da poluição do ar sobre o pulmão. Como patologista, tenho a dolorosa e trágica oportunidade de ler no interior dos corpos dos paulistanos os efeitos do viver a cidade de São Paulo, que pode até resultar na morte precoce.

A formação de médico patologista me fez também conceber a cidade como um ser vivo que, ao longo da vida, acumulou algumas doenças e disfunções. Sendo cada bairro um órgão e nós, seus habitantes, as células que constituem esses órgãos-bairro, coloco-me na zona de conforto que me permite analisar o tecido urbano sob a óptica de um microscópio. Os diagnósticos são variados. Obesidade é um deles. A cidade cresceu mais do que o seu esqueleto e as articulações podem suportar, vergando-se ao excesso de peso e de prédios. Calvície, representada pela expressiva destruição da sua cobertura vegetal, é outro achado importante. Importante também é a bronquite crônica, resultado de anos de inalação de um ar poluído, assim como a insuficiência renal, definida como a incapacidade de excretar os resíduos de forma adequada e eficiente. Ressaltam-se nessa área, igualmente, episódios de diarreia a contaminar os rios que banham o corpo do paciente. Ao utilizar de forma pouco eficiente a energia, confirmamos o diagnóstico de diabetes provocado pelo desperdício de glicose, petróleo e eletricidade. Episódios de hemorragia sangram os vasos internos, nos quais se perde a água vital para o funcionamento do corpo, caracterizando anemia. A redução do fluxo de suas artérias viárias, entupidas por trombos congestionados, define o quadro de trombose e insuficiência cardiocirculatória. Por vezes, o paciente apresenta episódios de edema e inundações quando exposto à chuva. De forma mais íntima, pode-se acrescentar o diagnóstico de impotência para fazer as políticas certas. Finalmente, observamos o mal de Alzheimer político, dado que os neurônios dirigentes esquecem rapidamente os compromissos assumidos, na certeza de que o quadro clínico exposto não irá se deteriorar substancialmente até as próximas eleições.

A saúde urbana deveria ser, enfim, pauta urgente para todos que vivem em cidades. A cidade nos adoece? Por quê? Quais são as principais doenças? Como elas nos atingem? O que fazer para ter boa qualidade de vida em grandes cidades? Assim como o médico deve pensar na saúde dos seus pacientes – e não apenas em tratar determinada doença –, uma cidade saudável é aquela em que seus cidadãos têm boa qualidade de vida. Nas páginas que se seguem, abordo, primeiro, o início das cidades e a biologia urbana. Em seguida, analiso doenças onipresentes em nossos espaços, como obesidade, ansiedade, infecções. Depois disso, discorro sobre problemas tipicamente urbanos e como eles atingem em cheio nossa saúde: imobilidade (e poluição), ilhas de calor e violência.

Por ser paulistano, peço licença aos leitores para utilizar muitas vezes São Paulo como exemplo, pois na minha cidade consolidei a visão de que a ecologia urbana deve ser incorporada aos valores fundamentais dos Direitos Humanos. São Paulo, pela sua complexidade, pode ser entendida como um laboratório natural para o estudo dos problemas da urbanidade e sua relação com o viver humano. Nesse laboratório, podem ser testadas medidas voltadas para a melhoria da qualidade de vida nas metrópoles, passíveis de serem estendidas a outras cidades que compartilhem a mesma complexidade e vitalidade.

Cidades como ponto de encontro

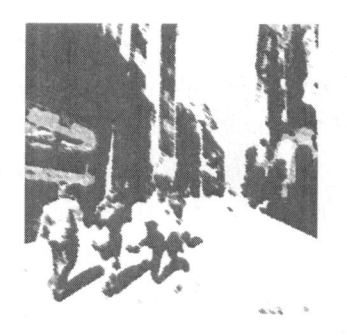

O domínio das técnicas de produção de alimento foi determinante para que a maior parte dos seres humanos deixasse a vida nômade e construísse, assim, as bases do que hoje conhecemos por civilização. A passagem do extrativismo para a agricultura sistematizada e a mudança da caça para a domesticação de animais foram elementos centrais para que seres humanos se juntassem em grupos. Embora as evidências arqueológicas sejam menos precisas à medida que se retrocede no tempo, é provável que os primitivos ajuntamentos do Paleolítico Superior já tivessem organização suficiente para deleitar o espírito do ser humano com a produção de artes. As cavernas desse período mostram que as pinturas das paredes exibem notável coincidência com as áreas de maior ressonância sonora, fazendo supor que esses espaços eram utilizados para o exercício do belo, algo muito mais sublime do que o ofício de sobreviver naqueles tempos tão duros. Uma hipótese é que o canto tenha precedido a fala, assim como a pintura tenha antecedido a escrita, o que mostraria que, de alguma maneira, os seres humanos foram programados para as artes, do mesmo modo que diferentes espécies utilizam o canto, a beleza de suas plumagens e pelagem como forma de expressão. Aparentemente, nosso genoma responde desde tempos imemoriais a estímulos estéticos: quando expostos ao belo, genes que codificam proteínas pró-inflamatórias têm sua expressão reduzida e o nosso encéfalo aumenta a atividade de áreas específicas relacionadas ao controle do estresse. Não é sem motivo que os hospitais estão cada vez mais verdes e incorporam expressões artísticas em suas dependências. Os pacientes recuperam-se mais cedo.

E quando as cidades começaram? Durante o período Neolítico – a nova Idade da Pedra –, os grupos nômades começaram a criar condições para fixação em construções ou cavernas, passando a utilizar a agricultura como fonte principal de subsistência. A revolução neolítica inicia-se no Oriente Médio por volta de 10 mil a.C., estendendo-se posteriormente para a Ásia Menor, norte da África e, mais tarde, para o continente europeu. Com a melhoria das técnicas de produção, foi possível definir tarefas específicas entre os componentes dos agrupamentos humanos em atividades como o cultivo de alimentos, a criação de animais, a construção de habitações e, inclusive, em práticas artísticas. Assim, reduzida a intensidade dos esforços necessários para assegurar a sobrevivência, houve espaço para a criação do belo, como discutimos anteriormente, indicando que a produção de arte e o embelezamento do espaço urbano estão intrinsecamente ligados ao viver nas cidades desde há milhares de anos. O exemplo mais icônico dessa nova forma de viver talvez seja o monumento de Stonehenge, na planície de Salisbury, na Inglaterra, onde foram desprendidos esforços consideráveis para adornar um local de culto sagrado.

O desenvolvimento das cidades e da civilização foi significativamente influenciado pelas dificuldades encontradas nos lugares onde as comunidades se localizavam. Em áreas ricas em recursos naturais e alimentos, a criação de processos tecnológicos mais eficientes não era tão necessária. Quando se esgotavam os recursos de uma localidade, bastava apenas procurar outro ambiente utilizando os mesmos instrumentos de caça e plantio. Da mesma forma, a necessidade de migrações periódicas influenciava também o perfil das habitações, que precisavam ser erguidas com facilidade e feitas a partir de materiais locais.

Cenário oposto é aquele em que os agrupamentos humanos formaram-se em regiões onde a disponibilidade de subsistência era limitada. As comunidades costeiras tornavam-se mais sustentáveis à medida que fossem capazes de aprimorar a pesca, ou seja, de aprimorar técnicas de navegação. O domínio dos mares para pesca tem como subproduto o aperfeiçoamento da capacidade de deslocamento para longas distâncias, facilitando o desenvolvimento do comércio e a troca de conhecimentos, fatores que influenciaram o surgimento das comunidades helênicas. Quando os humanos formavam comunidades em regiões desérticas, o entendimento das vazões e ciclo dos rios, a capacidade de armazenamento e distribuição da água para consumo humano e de animais provedores de alimentos, bem como para irrigação agrícola, foram condições necessárias para a sua subsistência. Não foi, então, por acaso, que grandes civilizações surgiram ao longo do curso dos rios Tigre e Eufrates (acádios, babilônios, assírios e caldeus), do Nilo, do rio Indo (que percorre a Índia e o Paquistão) e do Hang Hue (na China). Os astecas deixaram a condição de nômades para criar um império quando dominaram a região do lago Texcoco. Os maias construíram seu império centro-americano devido, em grande parte, à capacidade desenvolvida de cultivo do milho em condições adversas em Yucatán, assim como os incas prosperaram graças à tecnologia de captação e armazenamento da água das geleiras dos Andes. Dessa forma, a necessidade de vencer as adversidades locais e a troca de experiências entre comunidades distintas, seja de forma amistosa, como no comércio, ou de maneira hostil, como na guerra, foram forças que favoreceram a organização e a prosperidade da instituição urbana.[1]

Sociedades organizaram-se progressivamente, as religiões se tornaram mais complexas na incessante procura de uma explicação para a insegurança do homem frente aos mistérios do viver. Como alternativa à religião, foram propostos modelos lógicos para explicar as regras que ordenam o funcionamento do Universo e determinam o comportamento e a definição dos valores inerentes aos seres humanos. Surgiu a Filosofia, tronco do qual partem os ramos das Ciências Humanas. Mesmo a Geometria, talvez a primeira das Ciências Exatas, procurava explicar o funcionamento e a harmonia do mundo que envolvia o ser humano, como um desdobramento da abordagem filosófica de entender o mundo. Um pouco mais tarde, emergiram outras alternativas para diminuir a angústia dos seres humanos frente aos mistérios da vida. A partir de observações sistemáticas e experimentos, a humanidade tentava decifrar os seus mistérios, abrindo o caminho para as Ciências Naturais.

Voltemos ao cenário das cidades, cujo crescimento facilitou o progressivo exercício criativo do espírito humano. A organização e a consolidação de diferentes ofícios, agrupados em guildas (associações de profissionais surgidas na baixa Idade Média) e corporações, enriqueceram o espírito humano. Muito daquilo que hoje entendemos sobre valores humanos e princípios éticos, por exemplo, foram concebidos há milênios. Catedrais magníficas foram erguidas sem que o cálculo numérico, base da engenharia numérica, fosse sequer imaginado. Enfim, o encontro de milhares de seres humanos criou beleza, arte, ciência e encantamento. As cidades, pelo seu fascínio e poder, criaram, paradoxalmente, condições propícias para o adoecimento. Os adensamentos populacionais aliados às precárias condições de saneamento foram o pano de fundo para a peste negra, a malária, a febre amarela, o tifo e a tuberculose, doenças que têm parte significativa de suas biografias impressa no alfabeto esculpido pelos tijolos urbanos.

Mais recentemente, temas como a violência no trânsito ou da criminalidade organizada e a formação de periferias e subperiferias, onde as condições sanitárias retrocedem para séculos anteriores, nublam ainda mais o encantamento com a urbanidade. Ademais, a exclusão social, a imobilidade das artérias congestionadas das metrópoles, as ilhas de calor, a poluição "à moda dos fuzileiros navais" (pelo ar, pelas águas, pelo solo) e o reaparecimento de doenças infecciosas (também conhecidas por reemergentes) acrescentaram novas tinturas do padecer, que subtraem um pouco do brilho da civilização que é produzida pela força da inteligência coletiva que paira sobre as cidades. Em síntese, as cidades são complexas, fascinantes e paradoxais. Um ponto de encontro e de partidas, de mensagens confusas, de ameaças difusas, de sinais e símbolos trocados. Cada vez mais, seres humanos procuram as cidades para ganhar a vida, para desenvolver o espírito, para exercer a sua inteligência criativa e, ao mesmo tempo, sofrem as consequências desse novo habitat. Tendo isso em vista, este é o momento oportuno para organizar as cidades tendo por base a saúde e o bem-estar dos seus moradores.

Embora o princípio geral do desenvolvimento urbano seja necessariamente o provimento de condições para melhorar a qualidade de vida dos seus habitantes, podem ocorrer desvios de rota ao longo desse processo virtuoso. Permitam-me trazer neste momento um exemplo atual para ilustrar esse tipo de desvio. No final dos anos 1970, começou, na zona leste de São Paulo, a criação do bairro Cidade Tiradentes, construído onde antigamente era a fazenda Santa Etelvina. Erigiram-se 40 mil unidades habitacionais, ocupadas por cerca de 200 mil pessoas que passaram a residir em uma região sem a infraestrutura adequada em termos de transporte, educação, saúde e segurança. A razão da escolha do local para construir um bairro destinado a pessoas de baixa renda foi unicamente o preço do terreno para a construção do imóvel, ignorando o preço a ser pago pelos seus habitantes em termos de perda de qualidade de vida. Foram necessários 40 anos e muito investimento para trazer condições mínimas de infraestrutura e de mobilidade, para construir um hospital regional e fazer surgir escolas. A soma do investimento feito para tornar habitável o bairro de Cidade Tiradentes foi superior à economia obtida na aquisição do terreno para a construção inicial, acrescida das dificuldades impostas à população por viver no meio do nada. Como se pode ver, naquele tempo, qualidade de vida não era precificada. Infelizmente, a mesma situação ocorre ainda hoje em diferentes partes do Brasil em alguns empreendimentos do programa Minha Casa, Minha Vida.

A Biologia urbana

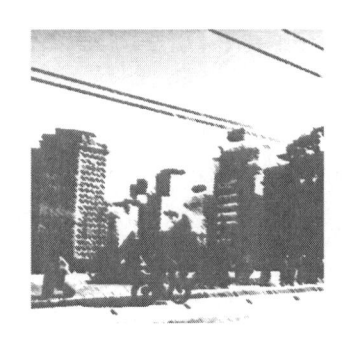

O mundo é cada vez mais urbano. Em 2014, pela primeira vez na história da humanidade, mais da metade dos habitantes de nosso planeta passou a viver em cidades. No caso do Brasil, o processo de urbanização é mais acentuado, com uma taxa média superior a 84%, chegando a mais de 90% na região Sudeste. Quais as razões que moveram os seres humanos para a vida urbana? Os otimistas dirão que a procura por melhores condições de vida, incluindo emprego, lazer e cultura, é a força motriz da urbanização. Os pessimistas, por sua vez, associarão o crescimento das cidades com questões de globalização e crescimento econômico selvagem, desigualdade, fuga de más condições do campo e injustiça. Na minha opinião, os fenômenos que regeram a migração urbana são uma mistura de argumentos que compõem as duas formas de pensar. Procuro entender as cidades como um ecossistema que aumenta o grau de complexidade à medida que elas aumentam de tamanho e importância, assim como ocorre com os seres vivos.

Vírus e bactérias, por exemplo, não possuem um núcleo organizador, dado que são estruturas bastante compactas e extremamente adaptadas para sobreviver a partir da interação de moléculas presentes no seu interior e na membrana celular. Recebem os estímulos do meio externo, adaptam-se para sobreviver, multiplicar-se e infectar estruturas celulares mais complexas, das quais obtêm os nutrientes e a maquinaria de síntese de que necessitam para construir suas próprias estruturas. De forma análoga, os primeiros grupamentos humanos também possuíam uma forma bastante simples de organização. Os membros da comunidade comunicavam-se a partir de interação direta, pois seu número era pequeno o suficiente para permitir o contato interpessoal e a tomada de decisões a partir de um consenso. A comunidade invadia um sistema mais complexo, o ambiente natural, para obter os nutrientes e os materiais para a construção das moradias, procurando outras paragens quando os recursos se tornavam escassos.

É interessante que o mesmo comportamento parece ser reproduzido ainda nos dias de hoje. Ao longo de sua história, as cidades tendem a mudar os seus centros econômicos, deixando para trás, ao abandoná-los, sinais de esgotamento e deterioração. No caso de São Paulo, quando a cidade crescia por força da cultura cafeeira, o centro antigo, estabelecido ao redor da catedral da Sé, começou a entrar em declínio e um novo polo de desenvolvimento atravessou o vale do Anhangabaú em direção à praça da República. Passados alguns anos, o eixo econômico deslocou-se para o espigão da Paulista, desceu para a Faria Lima e hoje migra para os lados da Vila Olímpia. Praticamente todas as capitais brasileiras passaram pelo esgotamento das áreas centrais de seu território, assim como o fizeram no passado os nossos ancestrais. O crescimento espantoso de São Paulo é um clássico exemplo da expansão desenfreada e descontrolada das grandes metrópoles latino-americanas.

O sucesso de qualquer comunidade simples tem como consequência o aumento de seus componentes, fazendo surgir a necessidade de especialização de funções e um centro regulador, que recebe, processa e integra os estímulos externos. Nos seres vivos, esse centro chama-se núcleo, e é nele que a expressão da informação genética é manifestada e regulada conforme as necessidades do momento. Quando as comunidades evoluem um pouco mais, a regulação é feita por uma chefia ou um colegiado de anciãos. Cabe a essa estrutura reguladora organizar a produção de alimentos e bens, controlar a distribuição de tarefas e harmonizar os conflitos entre os seus componentes. Na Biologia, as estruturas unicelulares com núcleo são conhecidas por protozoários. Na evolução das cidades, são conhecidas como tribos.

O crescimento das tribos pode dificultar a administração dos conflitos internos. Caso as dissidências se tornem intransponíveis, grupos deslocam-se para formar novas comunidades. Se, na Biologia, há a divisão celular, nas sociedades humanas há o surgimento de novas tribos.

Para se manter sustentáveis, porém, os grupamentos humanos aumentam a complexidade, demandando o desenvolvimento de um sistema com maior capacidade de organização. Surgem distintos ofícios, competências e, consequentemente, o diálogo entre a estrutura organizadora e as diferentes partes da comunidade torna-se imperioso, de forma a incorporar elementos representativos dos diversos atores que tornam as cidades vivas. O centro de decisão passa a ser mais sofisticado, geralmente através de conselhos de representantes e delegação de competências e representações específicas. Surgem, então, as vilas, com órgãos de decisão mais complexos e variados. Na Biologia, a essa fase da criação dá-se o nome de organismos multicelulares, os quais necessitam de meios de integração mais eficazes, como o desenvolvimento de vasos que conduzem nutrientes às diferentes partes do sistema, da mesma maneira que as ruas o fazem nas vilas. Os seres vivos criam sistemas de defesa como, por exemplo, a imunidade inata, do mesmo modo que as vilas criam sistemas de segurança interna e externa. E criam também regras de conduta e deveres em busca do chamado bem comum, ou seja, harmonizar conflitos entre os seus habitantes e tomar decisões que beneficiem a maior parte da população. Desvios do princípio do bem comum geram as bases de desequilíbrios funcionais, os quais conhecemos, nas comunidades humanas, por desigualdade.

Caso o processo de tomada de decisão não seja adequado, mesmo cidades sofisticadas podem morrer em função de guerras, fenômenos climáticos ou carência de recursos naturais. Em outras palavras, com o passar do tempo as cidades podem viver a experiência da senilidade, que as fragiliza e, em casos extremos, pode levá-las à morte. Nas grandes cidades, a complexidade de sua estrutura faz com que a simples luta pela sobrevivência não seja suficiente. Como atender a todos os interesses das diferentes corporações que constituem uma cidade? Como integrar e harmonizar interesses divergentes, visando à tomada de decisões que privilegiem a maior parte de seus habitantes? Esses dilemas são vividos constantemente pelas grandes cidades, assim como nós, seres humanos, no tocante à condução de nossas vidas.

Os processos básicos de manutenção de vida, como alimentação e controle fisiológico das diversas funções e sistemas que compõem o nosso organismo, são comuns a todos os seres humanos e, na maior parte dos casos, regulados por recursos inconscientes e automáticos. Embora fundamentais para a nossa existência, esses processos não preenchem o que entendemos por viver em toda plenitude. Valores, aspirações, princípios, amores emolduram a sobrevivência com encantamento e deleite. A sua ausência, por outro lado, conduz à tristeza, à desesperança, ao desamparo. Portanto, assim como acontece individualmente conosco, as cidades, quando entendidas como um ser que vive a partir da vitalidade de seus habitantes, também necessitam de outros princípios e valores que vão além da luta pela própria sobrevivência.

Imagine-se, cara leitora e caro leitor, que você esteja descendo uma escada e, por acidente, perca o equilíbrio. Informações objetivas, vindas dos receptores articulares, dos músculos, dos tendões, do sistema vestibular, do cerebelo e do córtex visual serão enviadas a centros processadores corticais, integradas e processadas, originando um conjunto de ações e posturas voltadas para minimizar os danos da queda. Agora, imagine a mesma situação – uma queda de escada –, porém agora o indivíduo que cai tem nos braços um bebê. O mesmo conjunto de informações objetivas que sinalizam a queda ao encéfalo muito provavelmente originará outro conjunto de ações, dessa feita voltadas para a proteção do bebê, mesmo que em detrimento da regra geral de sobrevivência para quem está caindo. Ou seja, a depender do momento, de valores culturais, afetivos e espirituais, uma mesma situação de risco pode levar a condutas diametralmente opostas. Assim também ocorre com as cidades. Informações vindas dos diferentes sistemas urbanos são, muitas vezes, conflitantes e, portanto, dependem de uma decisão que leva em conta valores morais e éticos, além de fatores econômicos, sociais e culturais para uma tomada de decisão que atinja este nebuloso conceito de "bem comum". Este pode variar em função dos valores vigentes em determinado momento da história, das circunstâncias políticas da época e do nível de tensão entre os atores urbanos. Na ausência de uma definição absoluta do que representa o "bem comum" de uma cidade, corre-se o risco de que decisões importantes sejam tomadas em nome de corporações ou cidadãos com maior poder de influência, o que aumenta a chance de distorções do planejamento urbano e, por consequência, de que os benefícios da urbanidade sejam desigualmente distribuídos entre os habitantes. Portanto, o conceito de bem comum é variável ao longo do tempo, a depender das circunstâncias do momento, dos valores vigentes, das crenças e dos princípios que regem a sociedade, refletindo o processo contínuo de assegurar o maior benefício da população de uma cidade e, consequentemente, assegurando a sua sobrevivência.

Talvez o princípio inicial que norteou a organização das cidades tenha sido a busca de proteção contra as ameaças externas. Foram escavados fossos e erguidas muralhas que protegiam pessoas sob as ordens de um senhor ao qual se prestava vassalagem. Nos momentos de guerra, era o senhor que comandava os exércitos, baixava as pontes levadiças e decidia o que seria protegido ou não, ou mesmo a quem, quando e como seriam distribuídos os estoques de alimentos. Assim foi sendo estabelecido um sistema de poder hierárquico, cuja força motriz era o medo, a insegurança.

As cidades mais bem-sucedidas criaram o ambiente necessário para o desenvolvimento de competências diversas, como, por exemplo, comércio e potencial bélico. Na ausência de um poder central forte, as cidades e seus senhores possuíam autonomia para definir os seus rumos, as suas leis e os seus valores. Essa situação, levada ao longo do tempo, fez com que o conceito das cidades-Estados da Antiguidade (como Esparta e Tebas) ressurgisse com diferente roupagem, como no caso de Veneza e Florença (importantes muito antes da Unificação da Itália), na liga Hanseática germânica (Berlim, Bremen e Hamburgo), perdurando até mesmo nos dias de hoje, como no caso de Cingapura e Hong Kong.

Com o progressivo desenvolvimento de sistemas democráticos, as cidades passam a dispor de estruturas parlamentares que têm como função harmonizar as informações recebidas dos diferentes atores urbanos, integrá-las e tomar decisões que favoreçam o conjunto da cidade e seus cidadãos. Uma atuação eficiente e harmônica do parlamento urbano resulta em cidades eficientes e harmônicas. O contrário ocorre quando o parlamento é ineficiente. Ineficiência e incompetência forçam as cidades a transformarem a arquitetura de sua governança, modificando o sistema de longo prazo para um procedimento de gestão das crises que se apresentam para o momento. Em termos médicos, abandonamos as medidas de promoção da saúde e abrimos as portas de um pronto-socorro urbano. Gerir crises sem o devido planejamento de futuro tornou as megacidades ineficientes, virtualmente insustentáveis e, como consequência, pouco saudáveis.

Obesidade

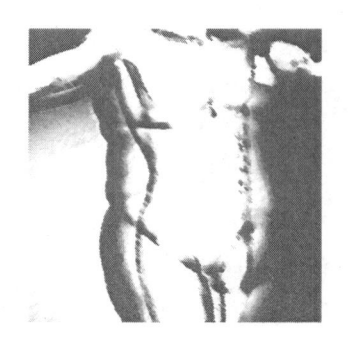

Estamos cada vez mais gordos. As taxas populacionais globais de sobrepeso (índice de massa corporal – peso/altura^2 – entre 25 a 25,9) e obesidade (índice de massa corporal igual ou maior do que 30) vêm aumentando a partir da segunda metade do século XX, especialmente a partir dos anos 1970. No Brasil, em 1974, menos de 20% das pessoas estavam acima do peso, ao passo que, nos dias de hoje, mais de metade dos brasileiros está com excesso de peso. Um aspecto particularmente alarmante é a "epidemia" de sobrepeso infantil em nosso país, que atualmente atinge mais de 30% das crianças. Crianças acima do peso têm risco significativamente aumentado de tornarem-se adultos obesos, com as inevitáveis consequências adversas de saúde, como danos articulares, aterosclerose, diabetes e doenças cardíacas e respiratórias. As cidades criaram, com o passar dos tempos, um ambiente obesogênico, fazendo com que as taxas de obesidade sejam maiores no ambiente urbano, notadamente nas periferias das megacidades.

A obesidade é uma doença multifatorial e, portanto, merece uma análise mais sofisticada do que avaliar a relação entre consumo e dispêndio calóricos. Inicialmente, é preciso considerar os aspectos genéticos da obesidade. Além das alterações casuais ocorridas devido aos mecanismos randômicos que podem alterar a estrutura dos genes, há também aspectos evolutivos extremamente importantes para a seleção de padrões genéticos que favorecem a obesidade. Em períodos históricos e em locais onde a carência alimentar era frequente, os sobreviventes aos períodos de carestia eram aqueles que conseguiam absorver com maior eficiência os parcos recursos alimentares disponíveis. Fome, tragédias naturais, episódios climáticos extremos, guerras e pragas foram as forças que selecionaram os indivíduos que enfrentavam com mais facilidade os tempos de escassez de alimentos. De outra parte, essa vantagem adaptativa passa a ser uma desvantagem quando ocorre a oferta de alimentos com alto teor de carboidratos e gorduras. Alimentos industrializados, ricos em gordura e açúcar, são, de forma geral, mais baratos e, portanto, mais acessíveis à população de menor renda que foi para as cidades em busca de empregos e sobrevivência. A passagem do cenário de carência para aquele de oferta de alimentos mais baratos e menos saudáveis foi responsável pelo fenômeno conhecido como transição nutricional, em que os grupos que padeciam de desnutrição passaram a sofrer com altas prevalências de sobrepeso e obesidade. Paradoxalmente, mesmo quem sofre com excesso de peso pode estar, ao mesmo tempo, subnutrido. Essas pessoas podem comer muito, mas não comem bem. Ou seja, elas não têm uma dieta balanceada e carecem de vitaminas e de elementos metálicos importantes para a regulação das enzimas de nosso organismo, como resíduos vegetais, imprescindíveis para a regulação da nossa função intestinal.

Além dos aspectos genéticos, há também fatores epigenéticos que influenciam o surgimento do excesso de peso. Seria oportuno fazer alguns esclarecimentos sobre o que é a epigenética. Embora os genes contenham a informação que define nossas características fundamentais, o seu funcionamento pode ser alterado como numa espécie de sintonia fina, a partir do ambiente em que ocorre o desenvolvimento dos indivíduos, desde o período embrionário e durante toda a vida. Por exemplo, gêmeos monozigóticos (com estrutura genética semelhante) podem apresentar diferenças da expressão dos seus genes no nascimento, caso, por exemplo, um dos fetos tenha uma implantação da placenta em local desfavorável no útero. Numa situação como essa, o feto com implantação desfavorável terá menor aporte de nutrientes durante a gestação, fazendo com que o controle da funcionalidade dos seus genes seja modificado para enfrentar adequadamente o desafio que se apresenta. Por adição de pequenas moléculas ao DNA, o organismo em processo de desenvolvimento pode aumentar a eficiência de captação de nutrientes e, também, a resistência dos tecidos periféricos à insulina, visando subir os níveis circulantes de glicose, fonte de energia principal do cérebro. Ao garantir a sobrevivência e o desenvolvimento encefálico, o feto com pior implantação placentária tem, como reverso da moeda, um risco maior para o desenvolvimento de sobrepeso e de diabetes na vida adulta. Em outras palavras, as modificações epigenéticas da expressão dos seus genes, positivas durante a fase embrionária, podem ser fonte de maior risco à saúde quando a oferta de alimentos não depender mais de uma placenta com inserção desfavorável.

Quanto mais conhecemos sobre a epigenética, mais sabemos da importância da alimentação saudável durante a gestação e mais argumentos temos para evitar o fumo e o consumo de álcool materno durante o desenvolvimento embrionário, pois hábitos que promovem dano significativo aos adultos podem programar maiores riscos de doenças nos fetos e nos bebês nas fases iniciais do seu crescimento pós-natal. Por exemplo, filhos de mães fumantes ativas ou passivas correm maiores riscos de terem problemas pulmonares e alterações do desenvolvimento cerebral por alterações da expressão dos genes, tanto pela ação direta dos agentes tóxicos (ação genotóxica direta) como pelos mecanismos epigenéticos. Um exemplo de ação epigenética é o caso de um dos componentes do plástico utilizado nas mamadeiras, o bisfenol A, composto que modula a consistência dos frascos. Em mamadeiras de baixa qualidade e com alto teor de bisfenol A, este componente é liberado com o aquecimento do recipiente. O bisfenol A mostrou ser capaz de atuar como um estrógeno ambiental e, também, de prejudicar o funcionamento tireoidiano, fazendo surgir menarca precoce e aumentar o risco de obesidade na fase adulta.

O ritmo de vida das cidades tem feito com que as mulheres tendam a engravidar mais tardiamente. Pesam para essa situação a luta pela sobrevivência e longas horas trabalhadas, a busca pela educação mais aprimorada e pela inserção no mercado de trabalho. Por um lado, temos como ponto positivo o progressivo acesso da mulher a esse mercado, à educação plena e, por conseguinte, à redução da desigualdade histórica de gênero. Por outro, uma gravidez iniciada após os 29 anos, de modo geral, leva a uma menor adequação da face materna da placenta, o que aumenta o risco de nascimento de bebês pequenos para a idade gestacional. Esses bebês, assim como na situação hipotética descrita dos gêmeos, também têm maior risco de sobrepeso e doenças metabólicas na fase adulta.

O conhecimento das eventuais consequências de uma gestação tardia demanda a necessidade de maiores cuidados no pré-natal. É importante, também, estimular a criação de "janelas de tempo protegidas", nas quais a mulher que queira ter filhos mais precocemente tenha assegurados os mecanismos de proteção à sua carreira e ao seu desenvolvimento profissional.

Há também nas cidades aspectos ambientais importantes que favorecem a obesidade infantil. A violência das ruas – em decorrência do trânsito e dos crimes – faz com que as crianças não desfrutem o espaço urbano em sua plenitude. Quando criança, tive acesso a campos de futebol de várzea e ruas livres para andar de bicicleta. Muitas vezes, minha saudosa mãe, a dona Diva, teve que me chamar da rua para comer. Hoje, para a maior parte das crianças das megacidades, a situação é inversa. Vítimas de um trânsito feroz e da criminalidade, as crianças são protegidas dentro de casa, o que acaba sendo fator decisivo para o sedentarismo infantil.

Estamos, portanto, atravessando um período de transição de padrão de atividades. As crianças antigamente tinham a vida bastante ativa, com muitas brincadeiras ao ar livre. Essa liberdade foi sendo restringida nas últimas décadas e, agora, é mais comum vê-las em movimento apenas em atividades dirigidas e não em brincadeiras livres. Esse talvez seja o ponto onde há uma vantagem das populações mais carentes e que habitam as periferias do espaço urbano, pois ali é mais comum vermos crianças brincando livremente na rua.

A violência do trânsito e a ausência de medidas que privilegiem a mobilidade ativa cristalizam um modelo de transporte individual e motorizado, que faz manter um ciclo de sedentarismo compulsório e prolongado durante os nossos deslocamentos pela urbe. Há hoje um consenso internacional de que as medidas que estimulam a caminhada e o uso da bicicleta estão entre as políticas mais eficazes para o combate à obesidade, como demonstrado no gráfico a seguir. À medida que se aumenta a fração da população que utiliza regularmente a mobilidade ativa, como caminhar ou pedalar, a prevalência de obesidade cai proporcionalmente e de forma significativa.

**VARIAÇÃO DA TAXA DE OBESIDADE EM FUNÇÃO
DA PORCENTAGEM DA POPULAÇÃO QUE SE UTILIZA
DE MOBILIDADE ATIVA (CAMINHADA OU BICICLETA)**

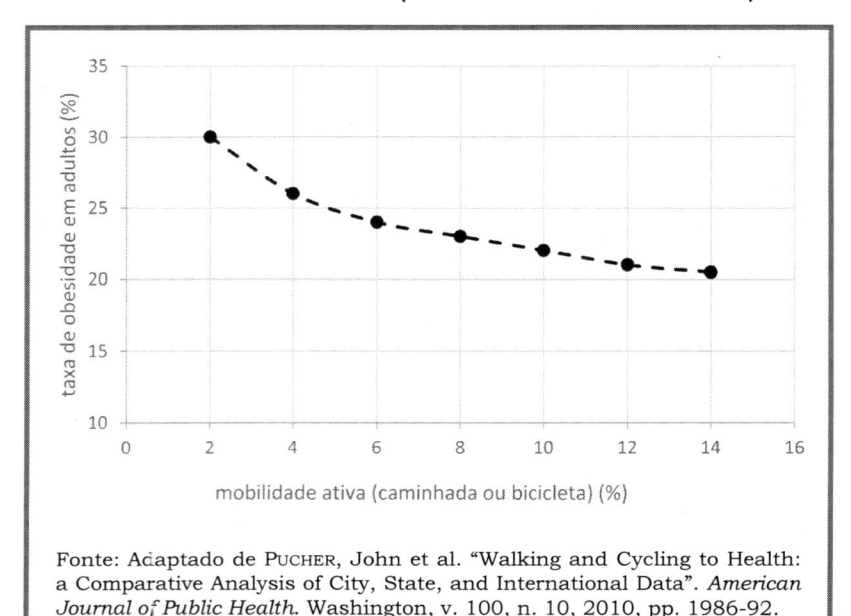

Fonte: Adaptado de PUCHER, John et al. "Walking and Cycling to Health: a Comparative Analysis of City, State, and International Data". *American Journal of Public Health*. Washington, v. 100, n. 10, 2010, pp. 1986-92.

Compilação de estudos publicados na literatura médica
e conduzidos em várias cidades norte-americanas e europeias.

As pessoas que se utilizam de transporte coletivo são também, em alguma medida, pedestres, pois há que se caminhar até o ponto de ônibus, deslocar-se a pé entre o ponto desejado e o local de trabalho, e refazer o mesmo trajeto quando da volta. Aqueles que usam um marcador de passos (disponível em todos os *smartphones*) saberão que, em média, caminha-se entre 5 a 6 mil passos a mais nos dias em que se utiliza o transporte público. Isso equivale a cerca de 300 calorias por dia em um adulto, o que perfaz a perda de um quilo por mês em caso de utilização diária desse tipo de transporte. Além dos evidentes benefícios que a perda de peso traz para o controle das doenças cardiovasculares e diabetes mellitus, a caminhada reforça a musculatura e os ossos, preparando-nos para adquirir maior autonomia quando estivermos mais avançados em anos de vida. Portanto, investir em transporte coletivo de baixa emissão de poluentes, assim como em calçadas seguras e ciclovias é, na verdade, não apenas um programa de mobilidade, mas também de saúde.

Há ainda fatores do ambiente cultural das cidades que favorecem o ganho de peso. Convido vocês a passearem pelos supermercados e olharem o perfil dos produtos expostos nas gôndolas na altura do campo de visão de uma criança. Em especial nos caixas, há, com grande frequência, alimentos ricos em gordura, carboidratos e sódio plenamente à mostra, contendo inclusive uma recompensa sob a forma de brinquedo, como a premiar o hábito da alimentação pouco saudável. O consumo desses alimentos não traz prejuízos somente no momento de sua ingestão. A introdução da alimentação sólida para as crianças fornece um cardápio de sabores e odores que vão contribuir para a regulação do apetite. Os sentimentos de fome e saciedade dependem de um complexo conjunto de fatores visuais, olfativos, gustativos e endócrinos, que, no seu conjunto, indicam quando devemos comer e quando podemos parar de nos alimentar. O centro que recebe e processa as informações de fome/saciedade fica no hipotálamo, o qual, informado pela visão, olfação, paladar, áreas controladoras do estresse, células gordurosas, estômago, intestino delgado e pâncreas, decide secretar substâncias que sinalizam fome ou saciedade. O "amadurecimento" desse sistema ocorre nas fases iniciais da nossa vida pós-natal, notadamente nos primeiros cinco anos, e caso seja programado para responder a alimentos altamente calóricos ou gordurosos, tenderá a manter o mesmo padrão para o resto da vida, ou seja, preferência para alimentos pouco saudáveis.

A exposição a altos níveis de açúcar e gordura durante o desenvolvimento embrionário (a partir da alimentação materna), ou nos anos iniciais que se seguem ao nascimento, também faz com que as células gordurosas proliferem. Resumindo, formamos novas células gordurosas principalmente durante a fase intrauterina até o início da adolescência, e seu número será tanto maior quanto maior for a oferta de gordura e de calorias também. Mais células gordurosas modificam a nossa composição corporal e fazem com que o indivíduo tenha uma "memória de gordura", o que dificulta sobremaneira a perda de peso com dietas. Essa é a base funcional do que conhecemos como efeito sanfona – quando as pessoas com excesso de peso, após atingirem a meta desejada, têm dificuldade de manter os quilos pelos quais tanto lutaram. Mas não são só comida e sedentarismo que engordam: pesquisas recentes mostram que poluentes atmosféricos, algo que as grandes cidades costumam ter em abundância, também podem contribuir para o ganho de peso. Estudos de laboratório e clínicos revelam que a exposição à poluição veicular durante a fase embrionária e pós-natal precoce altera as respostas do hipotálamo e o metabolismo da insulina, favorecendo o ganho de peso. Os mecanismos responsáveis por essas alterações ainda estão sendo pesquisados e são pouco conhecidos. Aparentemente, a inalação de partículas ultrafinas pode prejudicar a migração de neurônios para pontos-chave do hipotálamo e também criar um ambiente inflamatório que compromete a formação de receptores da insulina.

Doenças mentais

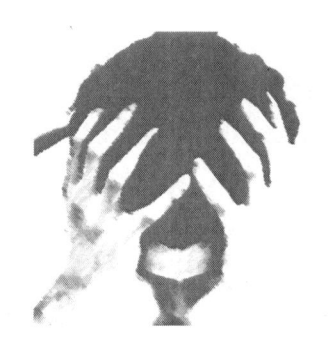

Os transtornos mentais são reconhecidamente causadores de sofrimento e angústia para as pessoas que deles padecem, como também para os seus familiares. Todos aqueles que já passaram por um episódio de pânico, ansiedade e depressão, bem como os portadores de psicoses como a esquizofrenia, entendem sobre o que escrevo. A incidência de transtornos mentais vem aumentando globalmente na última década e, segundo a Organização Mundial da Saúde (OMS), 35% dos brasileiros irão apresentar ao longo de suas vidas algum episódio de depressão, ansiedade ou consumo excessivo de álcool ou drogas. Em estudos de campo, pesquisadores do Instituto de Psiquiatria da Faculdade de Medicina da USP mostraram que, em São Paulo, mais de 40% da população já tinha ou estava passando por episódios de depressão ou ansiedade graves o suficiente para alterar o curso normal de suas vidas.

Além dos aspectos pessoais e de saúde, as doenças mentais também implicam perdas econômicas substanciais. Trabalhadores autônomos apresentam expressiva queda da sua renda quando na vigência de um transtorno mental. Segundo dados do Ministério do Trabalho, a depressão já é a segunda causa de afastamento do serviço nos dias de hoje, com perspectivas de ser a primeira na próxima década. Vale a pena ressaltar que essas informações representam apenas os episódios em que o sofrimento incapacita as pessoas para a execução de suas atividades laborais e, portanto, deixam à mostra somente o topo de um *iceberg*, a sua parte que aflora à superfície das águas. Quantos de nós já acordamos no meio da noite ansiosos pelo que há de se fazer no dia que se avizinha ou mesmo por algo que não conseguimos definir? Quantas vezes já nos deparamos com episódios depressivos menores, que nos deixam por alguns dias funcionando à meia força e usando os óculos cinzentos do pessimismo?

Pois sucede que as doenças mentais, notadamente a ansiedade e a depressão, parecem ter escolhido as cidades como moradia preferida. Estudos epidemiológicos conduzidos em diferentes países têm apontado que os transtornos mentais tendem a ser mais frequentes no ambiente urbano, o qual possui algumas características que favorecem a sua eclosão, como será comentado mais adiante neste capítulo. De modo geral, a maior parte dos estudos da literatura médica indica que o tamanho e o desenvolvimento econômico das cidades interferem no risco de aparecimento de doenças mentais, como mostrado no gráfico a seguir.

RISCO RELATIVO DE DESENVOLVIMENTO DE ESQUIZOFRENIA EM FUNÇÃO DO TAMANHO E COMPLEXIDADE DAS CIDADES DINAMARQUESAS

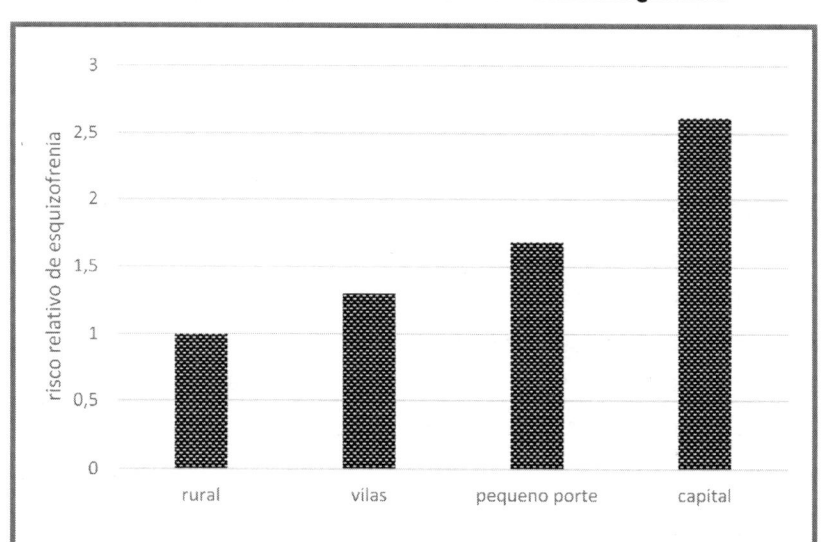

Fonte: Adaptado de PEDERSEN, Carsten Bøcker; MORTENSEN, Preben Bo. "Evidence of a Dose-Response Relationship Between Urbanicity During Upbringing and Schizophrenia Risk". *Archives of General Psychiatry.* Maryland, v. 58, n. 11, 2001, pp. 1039-46.

Os estudos realizados em cidades nórdicas (que possuem os melhores registros de saúde do mundo) são corroborados por achados de outros locais do planeta, indicando que o aumento da incidência de doenças mentais em cidades de maior porte não é um caso particular da Escandinávia, mas sim um achado global. De maneira geral, o conjunto de dados presentes na literatura médica indica que uma cidade com 1 milhão de habitantes possui taxa de esquizofrenia duas vezes maior do que aquela observada em uma cidade com 100 mil habitantes. Os poucos estudos brasileiros que comparam cidades em termos de morbidade psiquiátrica confirmam os resultados das pesquisas internacionais: a prevalência de depressão em Porto Alegre é 12%, 17% no Rio de Janeiro e 20% em São Paulo.[2]

Assim como descrito para a obesidade, os distúrbios mentais maiores, como a depressão, o transtorno bipolar e a esquizofrenia, apresentam maior incidência familiar, ou seja, contêm uma base genética. Também como na obesidade, há uma modulação epigenética dos nossos genes. O contato mais prolongado com os pais e um ambiente familiar mais harmonioso na primeira infância são fatores que reconhecidamente reduzem o risco de transtornos mentais nas fases posteriores da vida. Ao contrário, violência familiar, infância em ambientes inseguros e mesmo pouco tempo de convívio com os pais (em decorrência do ritmo intenso de trabalho e necessidade de sobrevivência) são também comprovadamente associados a maior risco para o desenvolvimento de doenças mentais. Nessa fase de nossas vidas, a tendência ou o favorecimento para desenvolver transtornos mentais apresentam evidências de que estes são definidos pelo controle de genes que regulam a síntese de neuromediadores, o qual é mediado pela adição ou subtração de grupos metilados ou acetilados – pequenas moléculas que ora inativam, ora aceleram áreas específicas de nosso DNA. Em outras palavras, uma fração do risco de desenvolvimento de ansiedade e depressão na fase adulta é construída durante as fases iniciais do nosso desenvolvimento, ao longo da primeira infância, e que aparentemente promovem modificações da expressão de nossos genes.

Há também aspectos sociais e ambientais que favorecem ou previnem a eclosão dos transtornos mentais. Regiões urbanas que permitem a formação de uma rede de solidariedade, de afeto e de apoio são protetoras de nossas mentes. Ao contrário, o desamparo da solidão coletiva tão frequente nas megacidades e a falta de uma pessoa com quem possamos compartilhar nossos medos e dúvidas são fatores que favorecem o sofrimento mental e predispõem ao consumo de álcool e drogas. E o consumo de álcool e drogas, por seu lado, aumenta o risco de ansiedade e depressão.

Além dos aspectos inerentes à saúde mental, a ansiedade e a depressão também impactam nossa saúde física, reduzindo a expectativa de vida. Estudos recentes baseados na análise sistemática da literatura produzida por cientistas da área médica (com foco em hábitos e fatores que reduzem o risco de mortalidade prematura) apontam a manutenção de relações afetivas e sociais como o mais importante fator protetor de aumento de quantidade e qualidade de vida, como demonstrado no gráfico a seguir.

**REPRESENTAÇÃO GRÁFICA COMPARATIVA ENTRE
EFEITOS DE DIFERENTES FATORES DE PROMOÇÃO
DE SAÚDE SOBRE O RISCO DE MORTALIDADE PRECOCE**

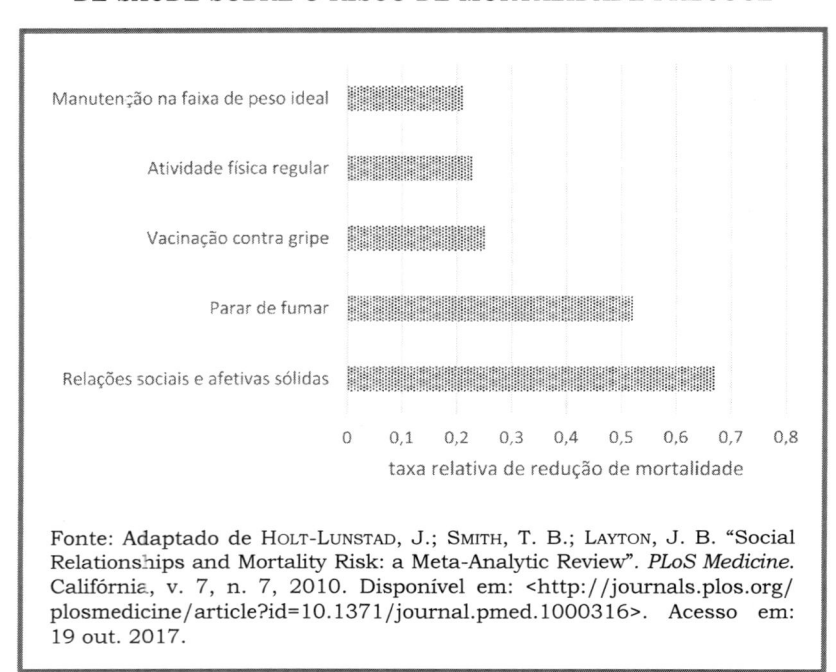

Fonte: Adaptado de HOLT-LUNSTAD, J.; SMITH, T. B.; LAYTON, J. B. "Social Relationships and Mortality Risk: a Meta-Analytic Review". *PLoS Medicine.* Califórnia, v. 7, n. 7, 2010. Disponível em: <http://journals.plos.org/plosmedicine/article?id=10.1371/journal.pmed.1000316>. Acesso em: 19 out. 2017.

Os números (variando entre 0 a 0,80) representam
a redução do risco de mortalidade precoce.
Por exemplo, 0,4 representa uma redução de 40% do risco de
mortalidade antecipada para a expectativa de vida média da população.

Dormir bem, tanto em quantidade como em qualidade, é extremamente importante para a saúde mental. Durante o sono, são secretados hormônios, como a melatonina, que protegem as nossas funções cognitivas e comportamentais. Todos sabemos como noites maldormidas fazem com que o nosso humor seja mais ácido no dia seguinte. A secreção desses hormônios ocorre com maior intensidade nas fases mais profundas do sono. Isso significa que não basta dormir bastante, há que se dormir bem e profundamente. O ambiente urbano possui características que podem prejudicar tanto a quantidade como a qualidade do sono. O mais evidente é a redução da quantidade de sono, seja pelo excesso de trabalho, seja pelo fato de que acordamos mais cedo para chegar a tempo em nossos empregos, devido à morosidade da mobilidade urbana. A própria estrutura da mobilidade, baseada em motores a combustão, cria um ruído de fundo, de 20 a 30 decibéis. Podemos não ter consciência do ruído urbano, dado que o encéfalo aplica uma espécie de filtro de ruído, de forma a torná-lo quase imperceptível. Por exemplo, quando estamos em ambientes com ruídos constantes, como em locais onde aparelhos de ar-condicionado estão ligados, deixamos de perceber o som emitido de forma consciente, mas a nossa cóclea (base central da audição periférica) está sendo estimulada. O mesmo acontece com o ruído urbano: passamos a não ouvi-lo, mas ele está lá, nos estimulando e dificultando que as fases profundas do sono sejam atingidas.

O ritmo das fases claro/escuro também é afetado pelo cotidiano urbano. Temos um relógio interno, regulado pela luminosidade do ambiente. As evidências arqueológicas indicam que ele, muito provavelmente, surgiu na África, ao redor do paralelo 10, onde o ciclo claro/escuro é de 12 por 12 horas. À medida que os homens primitivos migravam para o norte ou para o sul, o ciclo claro/escuro ficava desigual, com predominância do claro durante o verão e escuro no inverno. Luz é um importante fator regulador do nosso relógio biológico, inclusive da nossa saúde mental. Em países onde o ciclo claro/escuro se altera muito ao longo do ano, como nos extremos norte e sul de nosso planeta, há sólidas evidências de que a taxa de depressão aumenta nos períodos de menor luminosidade. Luz na quantidade exata é fator de proteção, mas quando em excesso também desregula a função de nossas mentes.

A secreção de melatonina, que induz o sono e protege a saúde mental, inicia-se cerca de uma a duas horas após o escurecimento. Simplificando, a retina notifica o sistema nervoso central que a intensidade luminosa do ambiente caiu e, em resposta, a glândula pineal inicia a secreção de melatonina. Hoje, o ambiente urbano é cada vez mais luminoso, seja pela iluminação interna, seja pela luz que emana das telas de computadores, telefones e televisores. As lâmpadas também mudaram o comprimento de onda luminosa. A luz visível é representada por ondas de energia, que possuem diferentes comprimentos (distância entre ondas consecutivas). Nossos olhos enxergam ondas entre 380 a 780 nanômetros (milionésimos de milímetro). A luz azul possui um comprimento de onda de 475 nanômetros, na faixa mais baixa do espectro visível. O menor comprimento de onda faz com que o azul seja mais facilmente espalhado pelas moléculas dos compostos presentes na atmosfera e, consequentemente, dispersado com mais facilidade. É por isso que enxergamos os céus com a cor azul. De outra parte, o azul, pelo seu menor comprimento de onda, possui mais energia e estimula com maior intensidade a retina. As lâmpadas dicroicas mais antigas e as telas de LED dos dias atuais emitem mais no comprimento de onda na faixa do azul e, como resultado, estimulam a retina de forma mais intensa, retardando a secreção de melatonina. Esse é o motivo por que as lâmpadas LED, que estão sendo progressivamente implementadas para fins de economia de energia, vêm recebendo tratamentos para reduzir as emissões nos comprimentos de onda que estimulam mais a retina.

As alterações do ciclo claro/escuro também ocorrem nas megacidades, pois passaram a funcionar durante as 24 horas do dia. Não somente os serviços essenciais, mas também praticamente todas as demais atividades urbanas já não adormecem nas grandes cidades. Academias, supermercados, transporte, lazer, comunicação, lojas, restaurantes e postos de serviço são exemplos de atividades ininterruptas das cidades que nunca dormem. Os trabalhadores que exercem suas funções em turnos alternados para prover a continuidade dos serviços urbanos apresentam maior risco para o desenvolvimento de transtornos mentais, já que sua causa básica reside na mudança do ciclo de luz dos seus dias, cujo resultado é uma maior fragilidade dos mecanismos de controle da saúde mental.

Além dos aspectos sonoros e luminosos, há outros importantes fatores urbanos que comprometem a qualidade e a quantidade de nosso sono. Quando jovens, não dormimos porque nosso coração e hormônios nos impelem para festas e baladas. Quando mais velhos, não dormimos enquanto nossa prole não volta das festas e baladas.

O estresse é um importante fator de aumento de nossa capacidade física e mental que nos ajuda a vencer desafios. Cortisol, adrenalina e serotonina, os principais mensageiros hormonais do estresse, nos auxiliam a superar conflitos, indicando que o estresse foi benéfico para a sobrevivência das espécies e também para a sobrevivência de cada um de nós. Para ser positiva, a resposta ao estresse deve ter um botão de liga e desliga; ou seja, vencido o desafio, é chegado o momento de interromper o processo. Entretanto, ele passa a ser prejudicial quando mantido; isto é, o problema a ser vencido não depende unicamente de nossa resposta individual. Por exemplo, dirigir em uma metrópole está longe de representar uma experiência de elevação espiritual, pois direcionamos quase diariamente palavras impublicáveis para pessoas que não conhecemos. A violência urbana é fonte permanente de preocupação. A manutenção do trabalho em um ambiente competitivo e as crises financeiras são exemplos de problemas reais que não temos forças para resolver individualmente. A consequência é que alguns mediadores químicos importantes para o controle do funcionamento de nossas mentes são reduzidos pelo excesso de consumo, pela ameaça que nunca desaparece, pelo problema que não conseguimos nunca resolver. Dessa forma, mudanças da neuroquímica cerebral provocadas pelo estresse contínuo da vida urbana também são importantes fatores de risco para o desenvolvimento dos transtornos mentais.

A maior parte dos estudos sobre transtornos mentais no ambiente urbano indica que o risco para o seu desenvolvimento é maior nas regiões mais carentes. Nas áreas mais pobres, fatores como a violência, as horas trabalhadas, o tempo perdido em deslocamentos e a instabilidade no emprego são mais frequentes, significando que a taxa de doenças mentais é também um bom indicador para aferir a desigualdade entre os habitantes urbanos.

Contagiosidade

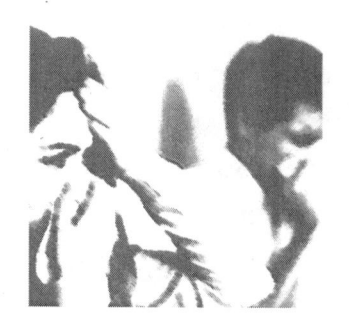

omo vimos, o desenvolvimento das cidades criou condições para a elevação do espírito humano. Entretanto, ao mesmo tempo, o amontoamento de pessoas vivendo em baixas condições sanitárias compõe um cenário perfeito para a mortificação do corpo, por meio de agentes infecciosos. As cidades da Antiguidade enfrentaram grandes desafios sanitários, e o exame de sítios arqueológicos etruscos, gregos e romanos mostra, na maioria das vezes, que muitas das habitações eram desprovidas de latrinas e, quando existiam, os dejetos eram lançados diretamente nas ruas. O mundo real diferia muito do representado nos grandes filmes históricos, em voga nos anos 1960, nos quais Júlio César desfilava em triunfo ao lado de Cleópatra em avenidas limpas e reluzentes.

Mesmo que as causas não fossem conhecidas, os antigos governantes urbanos tinham consciência da insalubridade decorrente da sujeira. Odores pestilentos, miasmas, fluidos invisíveis emanados por algo ou alguém eram as alternativas mais plausíveis para explicar o adoecimento urbano, na falta do conhecimento, que só ocorreria no século XIX, dos agentes infecciosos e sua patogenicidade. Sem melhores alternativas, as cidades da Antiguidade construíram sistemas de drenagem de esgotos. Dentre estes, o mais conhecido e preservado era a Cloaca máxima, em Roma, construída a partir do século VI a.C., sendo, ao longo do tempo, continuamente expandida por redes até despejar o esgoto *in natura* no rio Tibre. É espantoso como no Brasil de hoje ainda compartilhamos em muitas cidades brasileiras (incluindo capitais) das mesmas tecnologias sanitárias de dois milênios atrás, destruindo os nossos rios pelo não tratamento de esgoto, como, na imagem a seguir, o pobre rio Pinheiros em São Paulo.

Foto: Paulo Saldiva

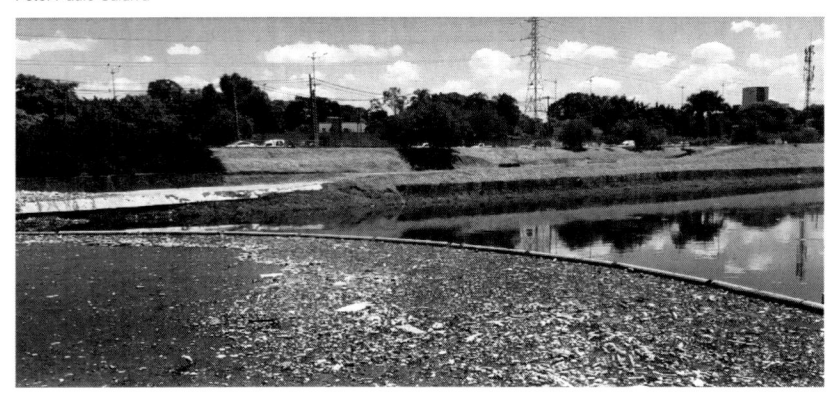

Foto de uma barragem de contenção
de lixo sólido no rio Pinheiros na cidade de São Paulo.

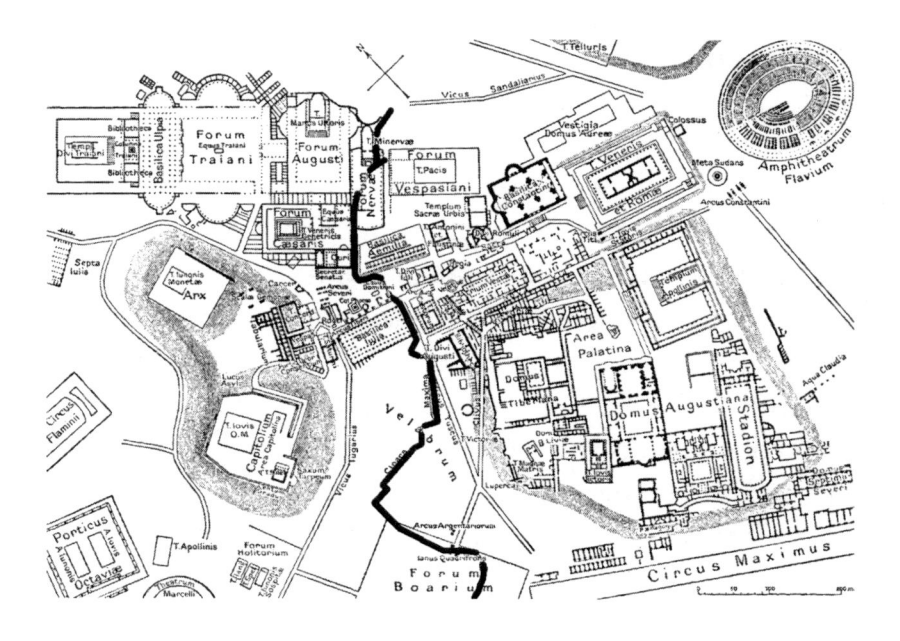

Traçado indicando a Cloaca máxima
em um mapa representando a Roma Antiga.

O lançamento de esgoto e a eutrofização do rio
Tibre levaram à proliferação de mosquitos vetores da
malária. Dessa forma, a proximidade com as águas
poluídas dos pântanos da várzea do Tibre fez com que
o termo *impaludismo* – do latim *in* (dentro) e *palus*
(pântano) – designasse a doença, com picos febris que
se repetiam de três a quatro dias, originária de miasmas provindos do pântano. Depois, com a consolidação do idioma italiano, cunhou-se o termo malária
("ar ruim"). A mudança do esgoto da cidade para os
pântanos apenas transferiu o problema de um lugar
para outro.

O auge das febres urbanas talvez tenha sido atingido na Idade Média, quando a peste negra (a peste bubônica, transmitida pela *Yersinia pestis*) assolou o continente europeu a partir da Ásia. A doença ocorria por surtos, que se repetiam a cada três ou quatro décadas em cidades ou países isoladamente ou, em algumas circunstâncias, podendo atingir proporções continentais. Um surto de grandes dimensões ocorrido entre 1348 e 1350 atingiu o Oriente Médio e a Europa, dizimando um quarto de sua população. Após cada ciclo epidêmico, as condições sanitárias permaneciam as mesmas, porém as populações remanescentes haviam sido modificadas. Os suscetíveis pereciam, os sobreviventes resistentes subsistiam, autolimitando, desse modo, a doença. No entanto, o bacilo continuava armazenado nos ratos habitantes do lixo e nas pulgas, insetos vetores da transmissão que persistiam na imundície à espera do nascimento de novas gerações de humanos suscetíveis, mesmo que para isso fosse necessário esperar por décadas. Ciclos urbanos semelhantes podem ser descritos para o tifo e suas variantes.

As doenças transmitidas por insetos continuaram a assolar os habitantes urbanos, persistindo até os dias de hoje. Convivemos atualmente com febre amarela, dengue, zika, chikungunya e outros padecimentos do tipo, indicando que há porções de nossas cidades que ainda exibem perfil sanitário medieval. Isso se deve à combinação de más condições de moradia e de criadouros de insetos em lixo sólido que torna as nossas cidades cada vez mais febris. Foi também nas cidades que o *Aedes aegypti* – mosquito de origem africana que chegou ao Brasil no século XVIII com o tráfico de escravos – contribuiu para os surtos de dengue em Curitiba e de febre amarela no Rio de Janeiro na virada do século XIX para o século XX.

A contaminação das águas urbanas por lixo também criou as condições para a propagação das doenças de transmissão direta por via hídrica. O exemplo mais eloquente dessa categoria é o cólera. O agente causador – *Vibrio cholerae* – é provavelmente originário da Índia. A maior parte das pessoas infectadas pelo vibrião colérico não desenvolve a doença, tornando-se portadoras assintomáticas do agente. O trânsito intensificado de viajantes entre o Ocidente e o Oriente, acentuado durante o domínio britânico da Índia, levou portadores sãos para as cidades europeias. John Snow, que, em meados do século XIX, era responsável pela saúde pública de Londres, fez um célebre estudo sobre a questão. Ao mapear o local de residência de pessoas falecidas por cólera em pleno coração de Londres, observou que os casos se concentravam ao redor de um poço de água de abastecimento público. Ao fechar o poço, o surto foi debelado e a Epidemiologia moderna, criada. No Brasil, o cólera chega algumas décadas mais tarde: os primeiros surtos, detectados no Amazonas, na Bahia, no Rio de Janeiro e em São Paulo, ocorreram no final do século XIX.

Água contaminada pode chegar às nossas casas de várias maneiras. Uma delas é a ocorrência de chuvas que transforma, por causa das inundações, as cidades brasileiras em arremedos de Veneza sem gôndolas. Refluem dos bueiros, incapazes de conter a chuva torrencial, águas contendo diversas variantes de *Leptospira sp*, que têm o rato como reservatório e são eliminadas pela urina. A bactéria penetra, através da pele, no corpo humano quando há contato com urina de rato que reflui para as ruas durante as inundações. No mesmo refluxo dos alagamentos, trafegam também outros agentes, como diferentes tipos de vírus causadores da hepatite humana. O gráfico a seguir retrata a relação entre intensidade das chuvas e as internações por leptospirose na cidade de São Paulo, como demonstrado pelos estudos da pesquisadora Micheline Coelho e de seus colaboradores.[3]

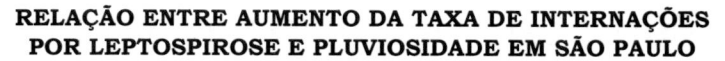

RELAÇÃO ENTRE AUMENTO DA TAXA DE INTERNAÇÕES POR LEPTOSPIROSE E PLUVIOSIDADE EM SÃO PAULO

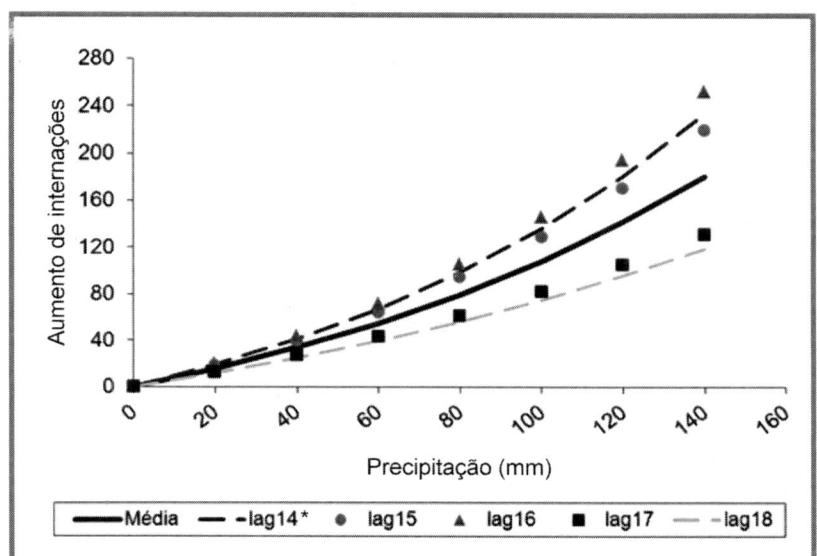

* "Lag" significa defasagem. Um lag 14, por exemplo, significa que a doença se manifesta após 14 dias da exposição à enchente.

Fonte: RIBEIRO, H.; PESQUERO, C. R.; COELHO, M. S. Z. "Clima urbano e saúde: uma revisão sistematizada da literatura recente". *Estudos Avançados*. São Paulo, v. 30, n. 86, jan./abr. 2016. Disponível em: <http://www.scielo.br/scielo.php?script=sci_arttext&pid=S0103-40142016000100067>. Acesso em: 19 out. 2017.

O eixo vertical mostra o excesso de internações por leptospirose nos hospitais paulistanos (em porcentagem), e o horizontal representa a precipitação da chuva (em mm). As curvas mostram a relação entre essas duas variáveis após 14 a 19 dias da precipitação. Resumindo: passadas 2 a 3 semanas da chuva, os casos de leptospirose em São Paulo aumentam de forma exponencial.

Se o excesso de água das inundações pode transmitir doenças, a falta dela também o faz. Nos períodos de seca, é comum que as agências reguladoras promovam interrupções periódicas do abastecimento da rede. Nessas ocasiões, ocorre uma queda da pressão do sistema, favorecendo a entrada de sujidades do solo para a rede através das descontinuidades existentes no sistema de distribuição. Lembramos que a proporção de água tratada perdida durante o fornecimento é estimada em mais de 30%, o que significa que, quando se considera todo o Brasil, perdemos o equivalente a sete reservatórios da Cantareira ao ano. Quando a pressão dentro do encanamento está alta, o sistema vaza para fora; quando a pressão cai, porém, existe a possibilidade de aspiração de bactérias, vírus e parasitas que estão no solo para dentro da tubulação de distribuição da água. O risco aumenta em pontos da rede nos quais as falhas do sistema de distribuição de água coexistem com roturas do sistema de coleta de esgotos. O emprego de água contaminada, contendo agentes que causam inflamação intestinal, para o preparo de alimentos e ingestão é o principal motivo do aumento de doenças diarreicas nos períodos de racionamento. O conselho é ferver a água servida, especialmente às crianças, após períodos de racionamento, pois, embora a água tenha sido tratada no reservatório, há sempre o risco de ter se contaminado durante o trajeto.

Durante a expansão das cidades, notadamente no período da Revolução Industrial, no século XIX, houve um significativo aumento da densidade populacional urbana e, como consequência, uma aglomeração de pessoas em habitações. As más condições de moradia e o adensamento urbano fizeram com que a contagiosidade das doenças transmitidas por contato interpessoal crescesse. A tuberculose é um bom exemplo dessa condição, que ocorria (como também hoje) com mais frequência entre os segmentos da população menos favorecidos. Por sua baixa contagiosidade, a transmissão do bacilo da tuberculose ocorre preferencialmente entre pessoas que mantenham contato prolongado entre si. Portanto, o bacilo encontrou sua morada prioritária não apenas nas cavernas que escava nos pulmões humanos, como também nas residências mais pobres ou nas calçadas onde habitam os miseráveis.

É também nas cidades que as gripes ocorrem de forma mais acentuada, como no passado o foi o surto global da gripe espanhola do início no século XX, responsável pela morte estimada de 50 a 100 milhões de pessoas. Estudos moleculares retrospectivos sugerem que o vírus da gripe comum – *Influenza* – sofreu uma mutação que aumentou a sua agressividade em 1916. Com o acirramento da Primeira Guerra Mundial, essa nova forma começou a espalhar a morte entre os soldados que se amontoavam em uma guerra de trincheiras a partir do final de 1917. Em seguida, ela invadiu todos os continentes, acompanhando os movimentos de emigração da Europa. No Brasil, a gripe chegou em 1918 a bordo do vapor Demera, vindo de Lisboa. Indivíduos com a nova forma de gripe desembarcaram em Recife, Salvador e Rio de Janeiro. Dada a contagiosidade por transmissão direta, de pessoa a pessoa, foi nas regiões urbanas, com maior densidade demográfica, que a gripe espanhola exerceu o seu reinado de destruição e morte.

Nos dias de hoje, o *Influenza* continua a nos afligir. O vírus da gripe tem enorme capacidade de alterar a composição do seu revestimento externo de proteínas, de forma que os anticorpos que adquirimos nas gripes passadas podem não reconhecer os tipos circulantes atuais. Dessa maneira, o fato de termos contraído gripe não nos confere proteção permanente, como ocorre em outras doenças virais como a caxumba ou sarampo. Esse é o motivo pelo qual se deve renovar a vacinação anualmente, pois a vacina muda a cada ano, contemplando os tipos mais frequentes que circularam o ano anterior. As mudanças frequentes do vírus podem levar também a diferentes níveis de agressividade de sua ação, como, por exemplo, o ocorrido no passado com a gripe espanhola, e, mais recentemente, nos anos de 2009 a 2011, na gripe causada pela variante AH1N1, inicialmente designada como "gripe suína".

Além da proximidade interpessoal, há outras situações urbanas que favorecem a contagiosidade da gripe. O ritmo de vida, de trabalho e a cultura da produtividade subtraíram o nosso direito de adoecermos. Ao contrário dos animais que, quando doentes, alteram o seu comportamento e se recolhem, o trabalho, as tarefas, o cartão de ponto fazem com que o repouso em casa até a recuperação completa de uma "simples" gripe não seja bem-visto. Nada que uma aspirina ou antitérmico não resolva e nos impulsione para fora de nossas camas, fazendo com que o vírus fique por mais tempo presente em nossas secreções respiratórias e seja escrupulosamente compartilhado com nossos semelhantes por meio de apertos de mão, espirros e tosse.

Quando temos uma doença infecciosa, há liberação de proteínas que montam uma resposta inflamatória de defesa. Dessa resposta fazem parte a febre para acelerar o metabolismo, bem como a prostração e as dores articulares, para que permaneçamos em repouso e poupemos energia para utilizá-la mais eficientemente no combate ao agente infectante. Ao ignorarmos essas mensagens, cuidadosamente selecionadas ao longo do processo evolutivo, ficamos mais tempo doentes, contaminamos nossos semelhantes com maior eficiência e, mesmo que queiramos trabalhar, produziremos menos. Coisas dos novos tempos...

As febres urbanas têm remédio. Para nós e para aqueles que amamos, vacinas, alimentação saudável e respeito às mensagens enviadas pelo organismo. Para os nossos gestores, a implementação de políticas eficientes de saneamento, limpeza e habitação. Para todos, prudência e bom senso.

Poluição atmosférica e imobilidade

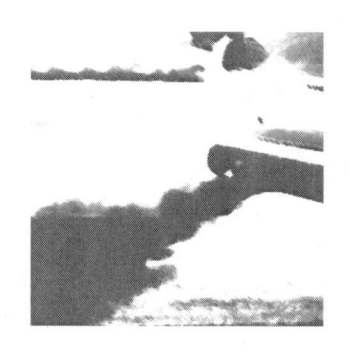

C ada vez perdemos mais tempo para nos deslocarmos em nossas cidades. De forma imperceptível, a areia da ampulheta de nossos dias escoa mais e mais quando do enfrentamento dos obstáculos das ruas, cada vez mais pletóricas e abarrotadas de dinossauros de lata. Eles soltam uivos estridentes ao se verem aprisionados pelos da sua própria espécie e, imóveis e no abandono, emitem, por suas caudas, fluidos pestilentos de partículas e monóxido de carbono. No seu bojo, os répteis metálicos aprisionam seres humanos entediados, que procuram entreter-se em meio ao caos utilizando luminosos aparelhos eletrônicos para estabelecer contato com seus semelhantes.

Nas grandes cidades, tentamos organizar nossos horários tendo como base as dificuldades da mobilidade. A fluidez das ruas determina quando vamos ao trabalho, quando voltaremos para casa e a agenda de nosso lazer e dos momentos de encontro com as pessoas de nossa estima e afeição. Quantas vezes optamos por ficar em casa simplesmente pelo motivo de que não nos atrevemos a enfrentar a agonia de um lento desfilar em vias congestionadas? Não é paradoxal que, nos horários de pico de uma cidade como São Paulo, a velocidade média do trânsito, em pleno século XXI, seja inferior a 10 quilômetros por hora (como registrado pela Companhia de Engenharia de Tráfego), enquanto no século XVIII, nossos antepassados, os bandeirantes, deslocavam-se a 16 quilômetros por hora no lombo de mulas e cavalos, percorrendo trilhas precárias? Devemos chamar isso de progresso?

A imobilidade urbana compromete significativamente a nossa qualidade de vida: perdemos horas de sono, ganhamos peso, aumentamos o nível de estresse e reduzimos o tempo que temos para o convívio social ou investirmos em nós mesmos, como vimos anteriormente. Aqui vamos explorar mais alguns aspectos das perdas insensíveis que temos nesse cenário da imobilidade urbana.

O primeiro deles é a poluição atmosférica. Hoje, a maior parte das cidades brasileiras tem os veículos como principal fonte emissora de poluentes atmosféricos. No Brasil, há poucos estudos que caracterizam as fontes de poluição. Talvez o quadro mais completo da poluição do ar nas capitais brasileiras seja o conduzido pela professora e pesquisadora da USP Maria de Fátima Andrade e seus colaboradores,[4] que, avaliando seis regiões metropolitanas do Brasil – Recife,

Salvador, Rio de Janeiro, São Paulo, Curitiba e Porto Alegre – apontam de forma conclusiva que os veículos emitem mais de 60% dos poluentes que respiramos nessas cidades. A poluição do ar é uma mistura complexa, ou mesmo uma mistura de misturas, e se materializa sob duas fases: as partículas e os gases. As partículas são um misto de fuligem (um núcleo de carbono elementar), nas quais se agregam metais (chumbo, vanádio, cromo, cobre, entre outros) e compostos orgânicos diversos, inclusive uma classe de hidrocarbonetos designados como policíclicos aromáticos, com potencial de promover mutações em nosso material genético e causar câncer.[5]

Os gases que constituem a poluição urbana são produzidos predominantemente pela emissão dos motores e pela evaporação no tanque de gasolina ou durante o reabastecimento. As partículas são produzidas pela construção civil, ressuspensão do solo, abrasão de peças metálicas dos freios e outras peças dos automóveis. Os poluentes emitidos diretamente, como nos processos descritos, são conhecidos como poluentes primários. Os gases mais importantes dessa poluição primária são óxidos de nitrogênio, de carbono e de enxofre, compostos orgânicos voláteis e hidrocarbonetos policíclicos aromáticos. Uma vez lançados na atmosfera, as partículas e os gases podem sofrer alterações da sua composição química pela ação da radiação ultravioleta solar e também pela interação entre si. Assim, os poluentes que não são emitidos diretamente, mas produzidos secundariamente, são conhecidos, por essa razão, como secundários. O gás mais representativo da extensa família de poluentes secundários é o ozônio, e as partículas secundárias mais comuns são os sulfatos e nitratos. As partículas atmosféricas são, em seu conjunto, o poluente atmosférico mais consistentemente relacionado com os danos à saúde humana, tanto pela sua composição, como pelas suas propriedades aerodinâmicas. Isso ocorre, especialmente, com aquelas finas e ultrafinas (com diâmetro inferior a 2,5 milésimos de milímetro), pois conseguem se depositar de forma eficiente nas porções mais profundas do pulmão.

A imobilidade urbana faz com que inalemos maiores quantidades de poluentes atmosféricos. Enquanto ficamos esperando pacientemente que nossos carros andem, estamos retidos em um ambiente onde os níveis de poluição são de duas a três vezes mais elevados do que a média da cidade. A marcha lenta, com o motor operando parado, é o regime de funcionamento do motor menos eficiente. E a queima ineficiente de combustível é traduzida por maiores taxas de emissão de poluição. Além disso, na ausência de um sistema de ar-condicionado com os filtros em perfeito estado de manutenção, as concentrações de poluentes no interior dos veículos costumam ser superiores às observadas ao ar livre, porque o veículo fechado dificulta a dispersão dos poluentes que penetram na cabine.

E o que acontece quando nos locomovemos de outras formas? No caso da bicicleta, respiramos maior quantidade de ar para fazer frente ao exercício, mas a dose de poluentes que um ciclista recebe em geral é menor, pois, a despeito do maior volume inalado, o tempo de permanência no congestionamento é menor pela agilidade do modal. Portanto, procurar ruas mais tranquilas para pedalar ajuda não apenas na segurança, mas também na saúde. Em suma, quanto mais tempo passamos presos no tráfego, mais poluentes inalamos.

Vivemos, portanto, uma situação paradoxal. Pela mudança do perfil das grandes cidades – da produção de bens industriais à venda de serviços –, os veículos passaram a ser a principal fonte da poluição atmosférica. Nesse sentido, para melhorar a qualidade do ar, foram criadas normas que exigem que os veículos de hoje emitam quantidade substancialmente menor de poluentes. Os veículos produzidos no Brasil passaram durante décadas por sucessivas atualizações tecnológicas de seus motores, que resultaram, dos anos 1970 para cá, em uma redução dos fatores de emissão de poluentes da ordem de 50 vezes. Como resultado desses dois fatores – migração das indústrias e melhoria tecnológica dos veículos –, a poluição do ar em São Paulo, desde o início das medidas da agência Cetesb na década de 1980, caiu consideravelmente. Monóxido de carbono e dióxido de enxofre foram praticamente eliminados de nossa atmosfera. Os níveis de material particulado caíram cerca de três vezes – e ainda precisam ser reduzidos à metade das concentrações atuais para atingir o padrão de qualidade do ar da Organização Mundial da Saúde. O ar da cidade melhorou, mas a dose que recebemos de poluição não caiu com a mesma intensidade. Por quê? O aumento da frota foi significativo em todas as cidades brasileiras. Por exemplo, em São Paulo, temos pouco mais de 4 milhões de veículos para uma população de cerca de 11 milhões de habitantes. Ora, como cada um de nós possui dois pés, enquanto cada veículo possui quatro rodas, vivemos numa cidade que tem quase o mesmo número de pneus e sapatos circulando nas ruas. O aumento da frota promoveu uma sensível redução da velocidade no trânsito. Com isso, como falamos anteriormente, passamos mais tempo imóveis em meio a congestionamentos, respirando um ar de má qualidade, inalando poluentes que não conseguimos evitar.

Resumindo: a poluição do ar possui uma enorme identidade química com os compostos produzidos pela queima do tabaco, compostos esses que não conseguimos evitar. Sim, ao morar em cidades poluídas nos tornamos fumantes involuntários: tragamos nosso cigarro urbano todos os dias, sem termos alternativa de proteção individual como no caso do tabaco. As imagens a seguir representam esse "tabagismo urbano compulsório" a que todos nós estamos submetidos.

Fotos: Paulo Saldiva

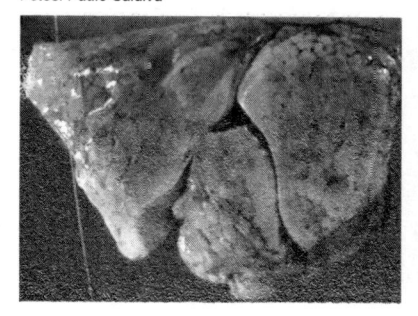 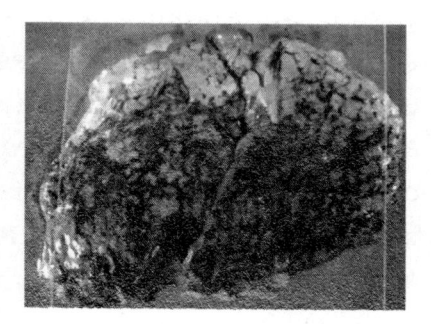

Fotografias de pulmões humanos de moradores de São Paulo, não fumantes. As manchas escuras na imagem direita representam a deposição de fuligem nos pulmões. A intensidade de deposição varia com o local de moradia e o tempo de exposição diária ao tráfego.

A quantificação desses depósitos de carbono em fumantes e não fumantes (trabalho que está em curso na Faculdade de Medicina da USP) indica que "fumamos" um cigarro a cada duas horas que passamos no tráfego. Portanto, se você leva uma hora para ir ao trabalho e outra para voltar, você "fuma" quase 20 maços por ano. Isso sem colocar um só cigarro na boca! Contudo, a poluição do ar é um fator de risco individual menor do que o tabagismo (ou seja, fumantes: não vale dizer que por morar em São Paulo não adianta parar de fumar). Por outro lado, pensando em termos de população, o risco coletivo é de maior monta. Explico-me. Hoje, em São Paulo, estima-se que a porcentagem de fumantes seja inferior a 20%, portanto, só esses sofrem as consequências dos seus atos. No entanto, todos que vivemos na cidade sofremos com a poluição, independentemente de idade, doenças ou vulnerabilidade. Assim, gestantes, bebês, idosos, portadores de doenças crônicas dos pulmões e do coração, pessoas com história familiar de tumores evitam fumar o cigarro real, mas, infelizmente, não conseguem evitar o "cigarro ambiental". Colocando isso em números: a expectativa de vida em São Paulo aumentaria em cerca de um ano e meio caso houvesse sucesso de erradicar o tabagismo. É muito. Mas, se reduzíssemos a poluição de São Paulo para os níveis preconizados pela OMS, teríamos, como consequência, um aumento da expectativa em cerca de três anos, ou seja, o dobro do efeito. Esses cálculos foram feitos em nosso grupo de estudos.

No mundo, segundo dados da Organização Mundial da Saúde, a poluição ambiental é responsável pela morte prematura de mais de 3 milhões de pessoas (sendo 7 mil só na Grande São Paulo) e por cerca de 800 mil partos prematuros anuais.

As enfermidades associadas à exposição prolongada aos poluentes do ar hoje comprovadas são: doenças cardiovasculares (como infartos do miocárdio e cerebrais), infecções respiratórias, baixo peso ao nascer e câncer do pulmão. Há também evidências cada vez mais sólidas de que a exposição contínua à poluição esteja relacionada a alterações do sistema nervoso central, como o autismo e a doença de Alzheimer. Em outras palavras, perdemos mais do que tempo nos congestionamentos. Perdemos também um pouco da nossa saúde.

Também perdemos nosso dinheiro. Entre custos diretos e indiretos, as perdas econômicas decorrentes da imobilidade urbana equivalem a 7,5% do Produto Interno Bruto de São Paulo.[6] Internações hospitalares, horas paradas no trânsito, combustível desperdiçado e perda de negócios custam dinheiro que, se fosse empregado em mobilidade eficiente e de baixa emissão de poluentes, poderia rapidamente melhorar a qualidade de vida dos habitantes urbanos.

O "pedágio" urbano na imobilidade não afeta igualmente todos os habitantes urbanos, e, como sempre, o maior ônus recai sobre os que menos têm. Para demonstrar isso, vamos aplicar o conceito de velocidade efetiva (ou velocidade social), como proposto pelo geógrafo Paul Tranter,[7] pelo qual a velocidade urbana não é simplesmente obtida pela divisão da distância pelo tempo. Ao tempo de viagem, deve ser acrescido o tempo diário que cada indivíduo necessita para pagar por aquele deslocamento. Por exemplo, para os que utilizam o automóvel, podemos acrescentar, ao tempo da viagem, a quantidade de tempo em horas de trabalho necessárias para pagar os seguros, os impostos, a depreciação e a manutenção do veículo, bem como o combustível despendido. No caso do ônibus, podemos acrescentar o tempo de trabalho que o viajante necessita para cobrir os custos da tarifa. Por esse conceito, pessoas com menor salário gastam uma fração maior dos seus dias para pagar pelo seu deslocamento. Fiz uma simulação para três modais de transporte (automóvel popular, ônibus e bicicleta) e três faixas de renda, utilizando dados de depreciação, manutenção, impostos e tarifas vigentes em São Paulo em 2016, bem como as velocidades de horário de pico para os modais considerados. O resumo dos resultados pode ser visto no gráfico a seguir.

REPRESENTAÇÃO GRÁFICA DA VELOCIDADE EFETIVA DE DIFERENTES MODAIS, DESAGREGADOS EM NÍVEIS DISTINTOS DE RENDA

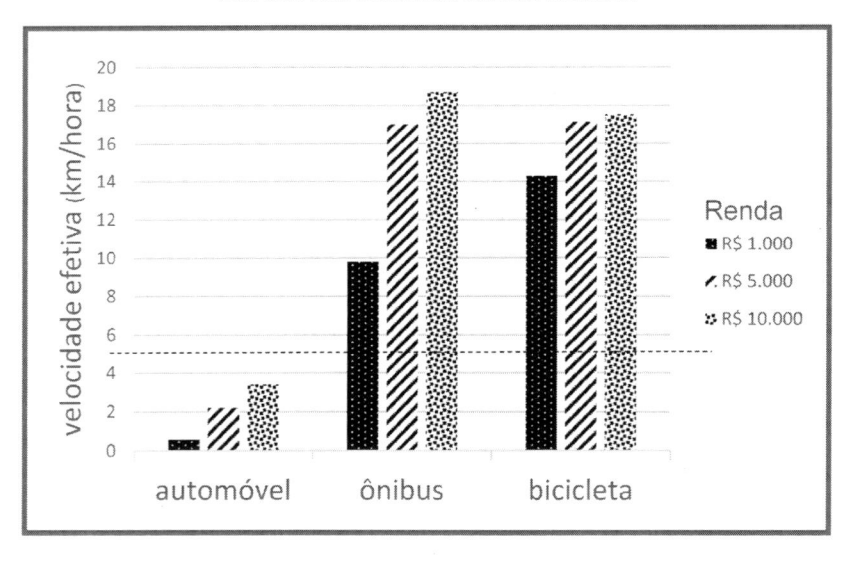

A linha tracejada mostra a velocidade a pé. Como se pode ver, caso acrescentemos o tempo de nosso deslocamento urbano nos horários de pico de tráfego ao tempo de trabalho que despendemos para pagar as despesas do veículo, a velocidade real é inferior àquela da caminhada, mesmo para pessoas com renda de 10 mil reais.

Em outras palavras, a velocidade real dos deslocamentos urbanos é afetada pelos seus custos e varia significativamente com a renda. De forma geral, os segmentos de menor renda não somente moram mais longe dos seus postos de trabalho, mas também a velocidade efetiva é menor, especialmente para os modais de maior custo. Mais um argumento para investir-se em transporte coletivo eficiente e de baixa emissão, assim como em mobilidade a pé e de bicicleta. Ganhamos tempo, saúde, dinheiro e equidade social.

As ilhas de calor urbano, alterações do regime de chuvas

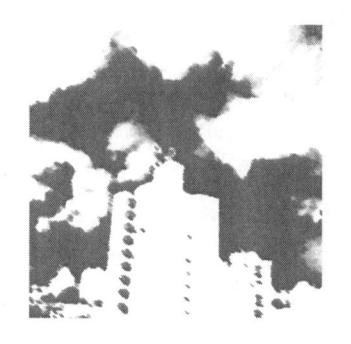

As cidades brasileiras têm sofrido uma notável modificação do uso e ocupação do solo. De modo geral, as nossas cidades têm deslocado para a região central as atividades econômicas, com consequente deslocamento das habitações residenciais para a periferia. O pulsar econômico do coração urbano faz com que exista um grande adensamento construtivo na porção central das cidades, levando à verticalização acentuada e perda de áreas verdes. As atividades econômicas e o deslocamento centrípeto para o trabalho acarretam acentuado consumo de energia (elétrica e de mobilidade) e, portanto, a emissão de poluentes e dissipação de calor. Por sua vez, o asfalto e o concreto absorvem radiação solar e devolvem calor para a superfície. Em suma, as cidades têm febre em sua alma.

Na cidade de São Paulo, a diferença de temperatura de superfície entre o centro e a periferia pode atingir até 10°C. Um gradiente termal dessa magnitude não ocorre sem consequências para a dinâmica climática urbana. O regime de chuvas da cidade está sendo significativamente alterado nas últimas décadas. A presença de um núcleo central mais quente do que a periferia faz com que sejam criados fluxos ascendentes de ar na região central, assim como as tochas de um balão aquecem o ar contido no seu interior para que ele se eleve nos ares. Com isso, as frentes úmidas que se aproximam da cidade se deparam com uma região de menor pressão, entrando com maior velocidade no território urbano central. Ao encontrarem o centro, chegam a uma área com maior temperatura, promovendo chuvas mais intensas. Em resumo, as chuvas são "sugadas" para a região central, onde acabam ocorrendo de forma mais intensa,e chovendo menos na periferia da cidade – local dos reservatórios de armazenamento de água. A evolução temporal de chuvas intensas (com valores acima de 30 milímetros em 24 horas) em São Paulo é representada no gráfico a seguir.

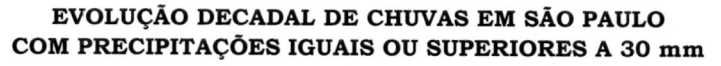

**EVOLUÇÃO DECADAL DE CHUVAS EM SÃO PAULO
COM PRECIPITAÇÕES IGUAIS OU SUPERIORES A 30 mm**

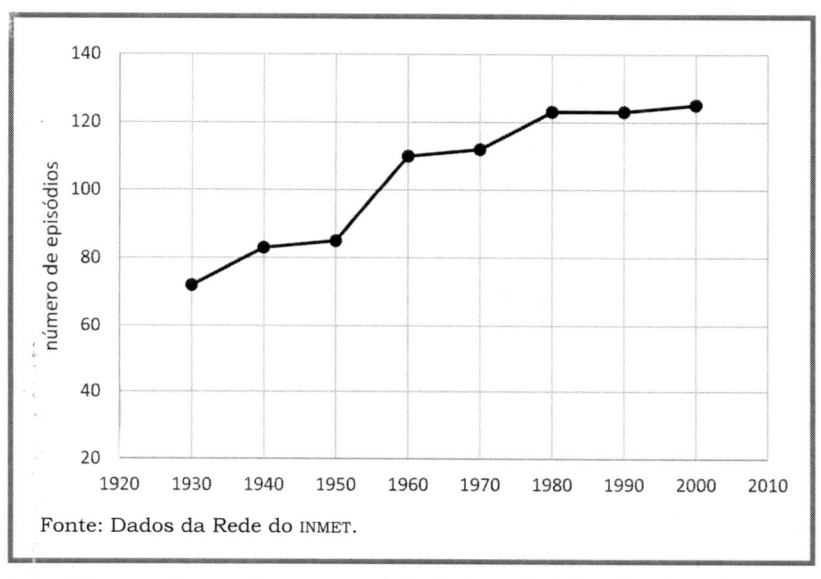

Fonte: Dados da Rede do INMET.

O gráfico mostra o número acumulado de episódios de chuva intensa (definidos como precipitações acima de 30 mm em 24 horas) ao longo das décadas compreendidas entre 1930 a 2000.

Deslocar chuvas intensas para a porção central não é um bom negócio. Inundações causam problemas imensos, assim como o deslocamento de encostas cobram um enorme preço em vidas humanas. Em capítulos anteriores, vimos as consequências das chuvas em termos de aumento da taxa de doenças como diarreia, hepatites e leptospirose. O excesso de água empoçada, em conjunto com o aumento da temperatura urbana, forma as condições ideais para a proliferação das larvas dos mosquitos transmissores de dengue e zika, entre outras febres urbanas.

Paradoxalmente, o excesso de chuvas faz perder água para o abastecimento humano. O deslocamento das chuvas da região dos reservatórios para o centro aquecido faz com que a água pluvial seja conduzida através de bueiros sujos até riachos contaminados por esgoto, chegando aos nossos pobres rios urbanos, perdidos para a poluição há décadas, e de onde não é possível retirar água para o abastecimento da população. A mancha de poluição do rio Tietê é depurada cerca de 70 quilômetros de distância de São Paulo. Sujamos a água que nos foi dada pelas chuvas, enquanto ela nos falta em nossas torneiras...

As diferenças acentuadas de temperatura ao longo da superfície urbana promovem também significativas perturbações da porção inferior da troposfera, a camada da atmosfera mais próxima à superfície da Terra, favorecendo as condições para descargas elétricas. Em outras palavras: o atrito entre nuvens carregadas, que têm que se acomodar em um regime de ventos acelerado, leva a um aumento da frequência de raios, fenômeno que vem se acentuando de forma pronunciada nas últimas décadas em São Paulo. No início dos anos 1950, a cidade apresentava uma incidência de 6 mil raios ao ano, passando a cerca de 10 mil raios atualmente. Um dos fatores propostos para explicar o aumento da incidência de raios em São Paulo é o aumento da temperatura da cidade, como demonstrado no gráfico a seguir.

RELAÇÃO ENTRE TEMPERATURA MÉDIA E DESCARGAS ELÉTRICAS NA CIDADE DE SÃO PAULO ENTRE 1950 E 2000

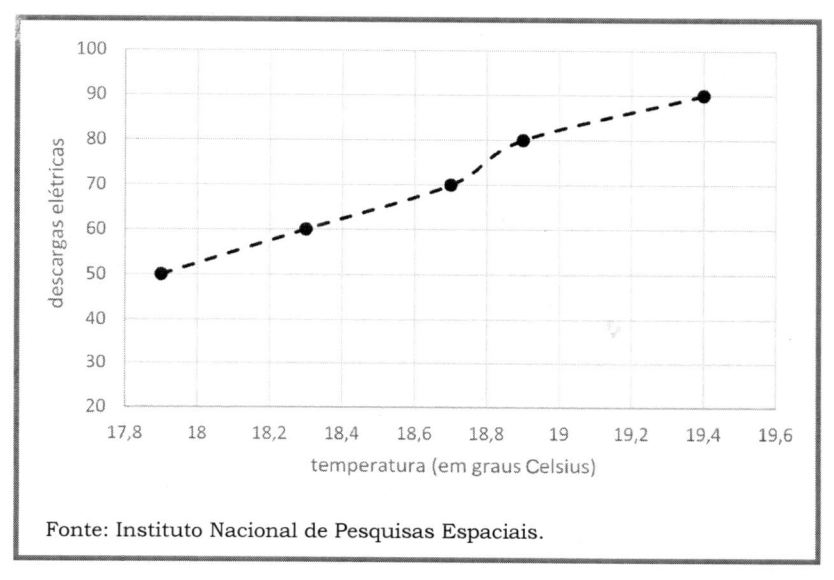

Fonte: Instituto Nacional de Pesquisas Espaciais.

Como se pode ver, à medida que a cidade se torna mais quente, o número de descargas elétricas anuais por quilômetro quadrado aumenta. O aumento das descargas elétricas acarreta problemas à infraestrutura urbana, com danos à rede de transmissão, à vegetação e, infelizmente, causando mortes por eletrocussão direta.

Além da elevação média da temperatura, a variabilidade climática vem aumentando nas grandes cidades. Talvez seja uma oportunidade conveniente de recordarmos alguns aspectos de como a espécie humana desenvolveu mecanismos de adaptação ao clima.

Um dos sítios em que há evidências sólidas da existência dos primeiros hominídeos é a África, onde hoje é a Etiópia. A perda de pelos cutâneos foi acompanhada de mecanismos e adaptações voltados ao controle da temperatura, como as glândulas sudoríparas e a produção de um pigmento escuro – a melanina – produzido por células situadas na camada inferior da epiderme, os melanócitos. Há evidências paleopatológicas de que houve, há cerca de 1,3 milhão de anos, uma mutação no gene do receptor da melanocortina, o qual, ativado, promove a secreção de melanina. Glândulas sudoríparas e melanina foram necessárias para regular a temperatura e, ao mesmo tempo, a intensidade da penetração da radiação solar em nosso organismo. Muita luz, além da possibilidade de causar lesões de pele, promove a oxidação de folato, fundamental para o processo da divisão celular. Ao contrário, pouca irradiação solar faz com que não transformemos o calciferol presente no tecido subcutâneo e seja produzida a vitamina D, fundamental para a absorção de cálcio e manutenção da integridade óssea.

As vantagens de produção de maiores quantidades de melanina fizeram com que essa variante gênica se tornasse dominante no continente africano. Há cerca de 60 mil anos, ocorreu uma mutação pontual no gene SLC24A5, o qual codifica fatores que regulam a produção de melanina. Há duas variantes dessa mutação, sendo que aquela que promovia maiores reduções da melanina é a mais frequente nos habitantes do norte da Europa, enquanto outra, menos intensa, é dominante no Oriente.[8]

A possibilidade de regular a quantidade de melanina facilitou que a espécie humana pudesse sobreviver em latitudes com menor insolação e, ao mesmo tempo, derruba o conceito de "raça", reduzindo o tema da coloração de nossa pele a uma questão de natureza adaptativa e evolutiva.

Outras mudanças foram necessárias para a adaptação climática em diferentes ambientes. Uma das mais eficazes é a regulação da quantidade de um tipo especial de gordura, a gordura marrom, assim chamada pelas características que exibe ao exame pelo microscópio. Até poucos anos atrás, imaginava-se que a gordura marrom era presente em grandes quantidades no feto e diminuía progressivamente com a idade, desaparecendo por completo antes de atingirmos a puberdade. Essas células gordurosas têm uma grande atividade metabólica, grande número de mitocôndrias (estruturas subcelulares responsáveis pela produção de energia) e podem regular expressão de uma proteína – a termogenina –, que permite o desacoplamento das ligações fosfato da molécula onde armazenamos energia, a adenosina trifosfato, liberando calor. Em outras palavras: acumulamos energia em nossas células através de ligações de adenosina com fosfato. Quando essas ligações são rompidas, a energia acumulada é liberada. Quanto mais ligações fosfato são desfeitas, mais calor é liberado. Dessa forma, a termogenina, por facilitar o desacoplamento da ligação entre a adenosina e o fosfato, facilita a liberação de calor e, portanto, nos torna mais resistentes a temperaturas mais baixas.

Quando abandonamos a cavidade uterina, mantida em uma temperatura constante de 37°C, um dos grandes desafios é enfrentar o mundo externo com temperaturas variáveis. Como ainda os recémnascidos necessitam aprimorar o funcionamento do centro termorregulador do hipotálamo, a gordura marrom funciona como um "aquecedor interno" dos bebês em caso de necessidade. Mesmo assim, há situações em que os bebês precisam de berços aquecidos ou mesmo de uma incubadora, como no caso dos prematuros.

Atualmente, sabemos que a gordura marrom persiste ao longo da fase adulta e que sua quantidade varia ao longo do ano, também conforme a temperatura da região em que vivemos. A mudança de pessoas de cidades mais quentes para locais mais frios e vice-versa faz com que ocorra uma adaptação à nova realidade climática, mediada em grande parte pela variação da quantidade de gordura marrom em nossos corpos. Mudanças de cidades quentes para frias demandam aumento da gordura marrom. Não devemos confundir, portanto, a gordura marrom, necessária para a termorregulação, com a gordura comum, associada à obesidade e que pode predispor a doenças como o diabetes, a hipertensão e a aterosclerose. O conteúdo de gordura marrom aumenta no inverno e também nos habitantes de regiões mais frias. À medida que envelhecemos, perdemos maiores quantidades de gordura marrom, explicando em parte a vulnerabilidade dos idosos ao frio. Como o processo de adaptação às mudanças do clima, baseadas em variações do teor de gordura marrom, demanda períodos de tempo que podem chegar a anos, a pergunta que fica no ar é se podemos adaptar o funcionamento dos nossos corpos, com a necessária presteza, frente à rapidez com que as alterações climáticas vêm ocorrendo nos dias de hoje.

A adaptação à temperatura também ocorre ao longo de gerações por meio de mecanismos epigenéticos da regulação da expressão dos genes. Podemos exemplificar com as características físicas de duas populações que habitam ambientes extremos: as tribos das montanhas africanas da Etiópia e os inuits do norte do Canadá.

Os montanheses africanos possuem corpos esguios e membros longos, úteis para a caça em regiões íngremes e quentes, enquanto os inuits são baixos, atarracados e possuem maior teor de gordura corporal. O desenvolvimento desses fenótipos particulares em muito auxilia a sobrevivência das comunidades em regiões com perfil climático bastante diverso.

Além das mudanças da composição corpórea, a sobrevivência a extremos climáticos passou também a depender de adaptações das habitações e, principalmente, de formação de sofisticadas redes de solidariedade e suporte mútuo.

Os mecanismos de adaptação ao clima que vimos ocorreram ao longo de janelas de tempo muito distintas, que variam de meses a milhares de anos. Há, no entanto, mecanismos de adaptação climática que se dão em uma escala de tempo muito menor, que vai de minutos a segundos, e que são importantes para a adaptação às variações da temperatura ambiente que ocorrem ao longo do dia. Vou descrever aqui duas delas.

Sentimos as alterações através de receptores nervosos que estão na epiderme e nos pulmões. No caso de queda de temperatura, aquecemos o ar inspirado estreitando as vias aéreas e, ao mesmo tempo, aumentando o fluxo de sangue. Isso é necessário, pois o pulmão humano adulto tem uma superfície de cerca de 100 metros quadrados e recebe todo o débito sanguíneo das câmaras cardíacas direitas. O aquecimento pulmonar funciona bem, pois mesmo a baixas temperaturas externas, o ar inspirado chega aos alvéolos pulmonares a 37°C. É por isso que, no frio, nossos narizes começam a pingar (vasodilatação da mucosa nasal) e alguns asmáticos pioram (constrição dos brônquios).

A dilatação dos capilares da mucosa nasal é motivada pela necessidade de aumentar a temperatura do nariz, facilitando o aquecimento do ar inspirado. Caso o processo seja de grande intensidade, o excesso de sangue levado à mucosa nasal produz extravasamento de fluido plasmático a partir dos capilares, que se exterioriza sob a forma de um nariz "pingante". Já a constrição dos brônquios costuma ocorrer no frio – assim como acontece em outros cenários desconfortáveis, como na presença de cheiros muito fortes. Porém, os asmáticos possuem uma disfunção dos mecanismos limitadores da constrição das vias aéreas: ou seja, contraem os brônquios, mas não conseguem relaxá-los novamente. E podem, como foi dito, apresentar significativa piora da asma nos períodos de frio.

Quando a pele está exposta ao frio, os vasos cutâneos fecham-se de forma reflexa e, então, o sangue é distribuído para as vísceras internas, reduzindo a perda de calor pelo contato dos vasos da pele com um meio ambiente gelado. O metabolismo basal aumenta para produzirmos mais calor e, portanto, o coração bate mais forte e num ritmo elevado. Naqueles que são mais propensos, a pressão arterial sobe e aumenta o trabalho cardíaco. Sentimos mais fome, pois temos que produzir mais energia e, consequentemente, calor. Nos períodos quentes, ocorre o inverso, com vasodilatação periférica, para aumentar a quantidade de fluido na região de contato entre a pele e o ambiente, funcionando como o radiador de um motor de carro. Essa vasodilatação, quando muito acentuada, pode provocar queda da pressão arterial. Quem já se levantou rapidamente da cadeira em um dia quente e sentiu uma rápida tontura conhece bem esse processo.

Os mecanismos naturais de adaptação às variações de temperatura dependem, então, de meios reguladores, os quais variam conforme genética, cultura, fisiologia, idade e doenças adquiridas ao longo de nossas vidas. Obesidade, desnutrição, diabetes (que altera a inervação de nossos vasos) e aterosclerose (que enrijece as artérias) são fatores que prejudicam nossa capacidade adaptativa às mudanças de temperatura. Por outro lado, o tipo de padrão construtivo das habitações, a estrutura urbana e de suporte social influenciam a resiliência humana às mudanças do clima.

Ao estudarmos as alterações da mortalidade relacionadas a variações de temperatura, podemos obter importantes informações sobre a vulnerabilidade e resiliência humanas ao clima. De modo amplo, os aspectos gerais dessa questão podem ser esquematizados como apresentado no gráfico a seguir.

REPRESENTAÇÃO ESQUEMÁTICA DA VARIAÇÃO DA TAXA DE MORTALIDADE DE UMA POPULAÇÃO FRENTE A MUDANÇAS DA TEMPERATURA AMBIENTE

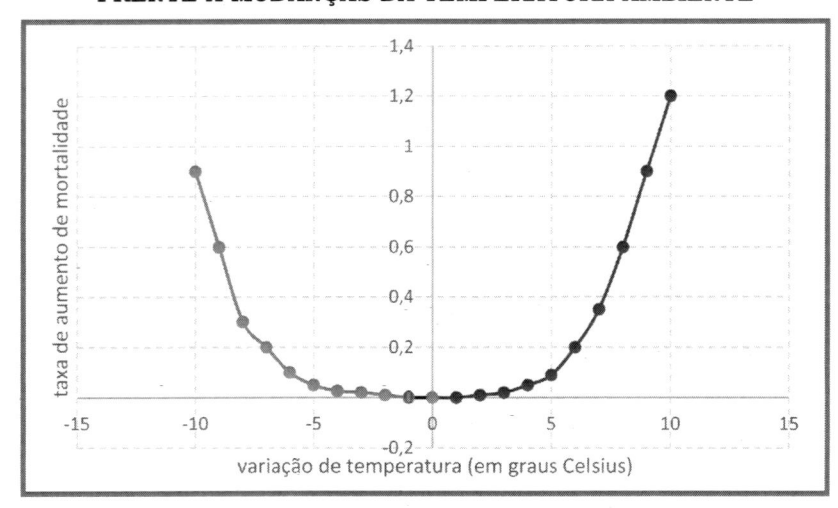

Como vemos, há um intervalo de cerca de dez graus ao redor da região de maior conforto térmico em que não acontecem grandes mudanças do risco de mortes. O valor zero da figura varia bastante, como veremos a seguir. Essa faixa é a de maior conforto térmico daquela população, determinada pelas adaptações fisiológicas dos seus indivíduos e da estrutura urbana. Para variações maiores, tanto para o frio como para o calor, nota-se que o risco de mortalidade aumenta de forma exponencial, ou seja, a temperatura variou para valores extremos, situados fora da faixa de conforto térmico.

A variação dos valores da zona de conforto térmico foi explorada de forma sistemática por um grupo de pesquisadores de todas as partes do mundo, que avaliaram mais de 350 cidades em diferentes latitudes.[9] Um recorte dos resultados desses estudos é apresentado no gráfico seguinte, que mostra os resultados obtidos em algumas cidades brasileiras.

**VARIAÇÃO DE MORTALIDADE POR CAUSAS NATURAIS
EM FUNÇÃO DE MUDANÇAS DE TEMPERATURA
EM ALGUMAS CIDADES BRASILEIRAS**

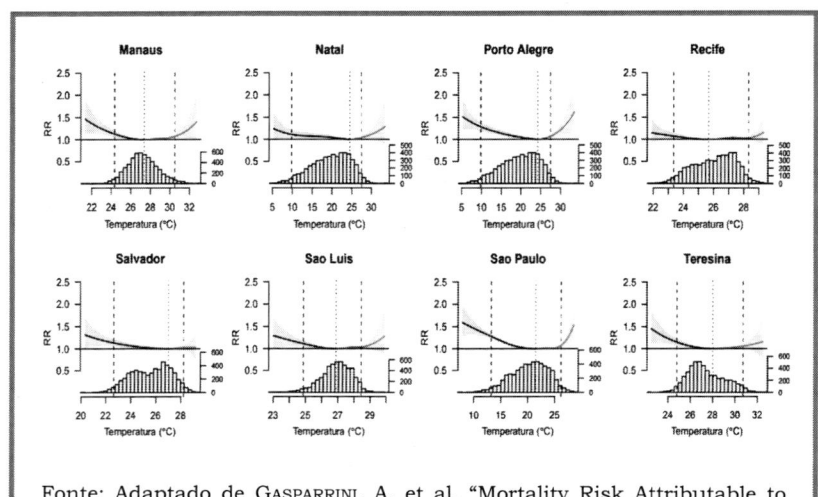

Fonte: Adaptado de GASPARRINI, A. et al. "Mortality Risk Attributable to High and Low Ambient Temperature: a Multicountry Observational Study". *The Lancet.* v. 386, n. 9991, 2015, pp. 369-75.

Como se pode observar dos dados experimentais, as cidades apresentam variações da sua vulnerabilidade às mudanças de temperatura. Por exemplo, Recife mostra-se resiliente ao frio e ao calor, enquanto Teresina apresenta mais problemas no frio. No entanto, há que se notar que um frio considerável a ponto de causar significantes aumentos de mortalidade é uma temperatura abaixo de 24°C, enquanto em Porto Alegre os frios mortais estão abaixo de 10°C. Ou seja, seres humanos e cidades possuem, cada um dos atores, um conforto térmico particular, definido a partir dos mecanismos de adaptação expostos.

Do que morremos nos extremos de temperatura? Nos episódios de frio, o esfriamento dos pulmões enfraquece os mecanismos de defesa contra infecções porque altera o funcionamento do sistema de limpeza das vias aéreas, o aparelho mucociliar. As vias aéreas removem bactérias inaladas através do batimento coordenado de cílios presentes nas células que revestem o epitélio, que impulsionam o muco que reveste o interior dos brônquios em direção à orofaringe, onde ocorre a eliminação pela tosse ou pela deglutição. É como se fossem milhões de remos microscópicos a impulsionar um fluido gelatinoso do interior dos pulmões para o meio externo. Esse muco age como uma proteção mecânica, ao barrar impurezas, e contém anticorpos e proteínas eliminadoras de micro-organismos. Quando o tempo fica seco, há ressecamento do muco. Em períodos muito frios, a velocidade do batimento dos cílios diminui e, ao mesmo tempo, o fluido gel fica mais rígido (da mesma forma quando colocamos gelatina nas nossas geladeiras). O resultado dessas alterações leva a um aumento do tempo de permanência dos micro-organismos inalados no interior dos nossos pulmões, elevando o risco de infecções como bronquite aguda e pneumonia, e também ao agravamento de doenças respiratórias crônicas como bronquite crônica, enfisema e asma. Por outro lado, o aumento da pressão arterial e do metabolismo, fruto da constrição vascular induzida pelo frio, favorece o surgimento de eventos como o infarto agudo do miocárdio e do encéfalo.

Já em temperaturas altas, os perigos vêm com a sudorese, que pode causar desidratação. Com a perda de água, o sangue fica mais concentrado, facilitando a formação de trombos que, eventualmente, obstruem as artérias do encéfalo e do coração. Os problemas podem ser diferentes, porém os mais afetados pelas variações de temperatura a ponto de adoecer são crianças, idosos e aqueles que possuem condições crônicas, como hipertensão arterial, diabetes, obesidade, aterosclerose e doenças respiratórias crônicas.

As alterações de temperatura que conduzem as cidades para fora dos limites do conforto térmico da população podem levar a aumentos de 50% da mortalidade em suas zonas extremas. É impressionante como os picos de dias mais quentes levam a um aumento expressivo da mortalidade, a qual passa despercebida, pois está "camuflada" pelas doenças que exacerbou, como os infartos do miocárdio e os derrames cerebrais. Considerando que somos afetados pelas variações de temperatura, temos que imaginar antídotos que aumentem a resiliência urbana às mudanças climáticas, notadamente quanto às ilhas de calor urbano. Talvez o recurso mais reconhecido para tal seja a ampliação das áreas verdes, recuperando em parte o espaço cedido ao concreto e ao cimento. A presença da vegetação faz com que a radiação solar seja absorvida pelas folhas das árvores e vegetação rasteira, reduzindo a temperatura. A respiração das espécies vegetais devolve a água absorvida do solo pelas raízes sob a forma de vapor de água, aumentando a umidade relativa do ar e, com isso, amenizando a sensação de calor e reduzindo a amplitude térmica. Além dos efeitos benéficos sobre o clima local, as árvores absorvem significativa parcela dos poluentes atmosféricos, prestando mais esse serviço ambiental. Estudos realizados em várias cidades do mundo, incluindo brasileiras, indicam que parques urbanos e florestas de bolso instaladas em pequenos espaços disponíveis na cidade reduzem a temperatura local de forma eficiente. Por exemplo, Humberto Catuzzo[10], professor doutor em Geografia Física, pesquisou sobre o efeito da cobertura verde do Edifício Conde Matarazzo, tendo como referência o Edifício Mercantil/Finasa com cobertura de laje de concreto, na cidade de São Paulo. O telhado verde reduziu a temperatura em 5,3°C e aumentou a umidade relativa do ar em 15,7%. Efeitos semelhantes foram obtidos em modelos controlados (protótipos edificados para fins experimentais) pela professora Denise Damas de Oliveira Morelli,[11] em pesquisa em que se verificou que paredes verdes melhoraram o conforto térmico das edificações.

Mais recentemente, esforços têm sido feitos para determinar como o padrão construtivo dos edifícios urbanos pode contribuir para a melhoria das ilhas de calor nas cidades. Mas ainda há muito o que melhorar. Todos nós provavelmente já experimentamos, em dias frios, a sensação gelada ao caminharmos sob a sombra de prédios, e não raramente atravessamos a rua em busca do sol que ilumina a calçada oposta. De modo inverso, em dias quentes, procuramos caminhar na sombra dos altos edifícios. Somos, então, testemunhas térmicas de que as edificações elevadas absorvem a radiação solar. Seria interessante se a energia absorvida pelos edifícios altos não fosse devolvida ao meio externo. Poderia haver captação por meio de painéis solares para produção de energia ou a implantação de telhados verdes ou jardins verticais. Esse investimento pode voltar como benefício aos condomínios, pois haveria menos necessidade de aparelhos de ar-condicionado e parte da energia utilizada viria dos painéis. Ou seja, todos ganhariam. Seria possível, então, a definição de um novo padrão de edifício sustentável, indo além da captação de água (de chuva e reutilização de água de serviço) e da utilização de materiais mais limpos, para chegar ao ponto da prestação de serviços ambientais para o entorno, com eventuais ganhos econômicos.

Mais uma vez fica clara a questão, para a qual ainda não temos uma resposta: como responderemos às mudanças climáticas que se avizinham? A velocidade prevista para as alterações do clima, como preconizada pelos modelos climatológicos, é compatível com a velocidade de resposta dos mecanismos fisiológicos de adaptação à temperatura de que dispomos? Infelizmente, ainda não sabemos. O planeta e seus habitantes foram involuntariamente envolvidos em um experimento natural climático sobre o qual não temos controle individualmente. As respostas, felizes ou trágicas, serão obtidas apenas nas próximas décadas.

Violência e seus dramas

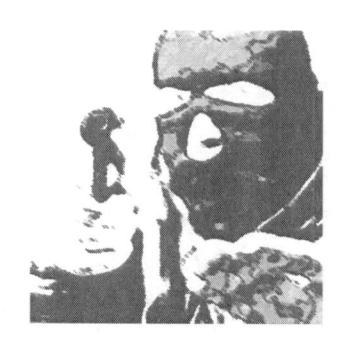

A violência urbana altera a nossa forma de encarar a vida e, principalmente, prejudica a saúde dos habitantes das cidades. Não irei abordar especificamente neste capítulo os efeitos diretos da violência, como os ferimentos e as mortes de origem criminal ou de trânsito. Também não colocarei em tela a violência provocada pelo domínio de certas áreas do território urbano pelo crime organizado, controlando-as com mão de ferro e privando os habitantes dessas regiões de direitos e cidadania. Também não irei dar detalhes da violência praticada contra mulheres e crianças no interior dos seus lares. O objetivo deste capítulo é abordar como a percepção da falta de segurança, qualquer que seja a sua origem, altera a nossa saúde.

O conceito de estresse foi consolidado por Hans Selye, endocrinologista húngaro radicado em Montreal, que publicou em 1936 um pequeno artigo na revista *Nature*. Nesse texto, o autor descreve uma situação em que a insegurança e o medo provocavam em roedores uma significante alteração em hormônios como o cortisol e catecolaminas, levando a aumento da pressão arterial, úlceras gástricas, alteração de sono, inapetência e alterações comportamentais. A partir daquele momento, reconheceu-se que a resposta fisiológica montada cuidadosamente pela seleção natural, necessária para vencer situações de risco de natureza fugaz (um combate ou a caça, por exemplo), poderia causar doenças se mantida por períodos prolongados. Mais ainda, além das doenças causadas pelo estresse em si mesmo, o conjunto de alterações do estímulo estressante prolongado é um fator que contribui para o agravamento de outras enfermidades, como a hipertensão arterial, o diabetes e as doenças mentais.

O medo da violência e a percepção de sua presença vieram morar para sempre em nossas mentes e almas. Nossos corações batem mais forte na cidade onde moramos, quando, por exemplo, caminhamos pelas ruas em altas horas da noite, quando trocamos de calçada para não cruzarmos com alguém que caminha em direção oposta e a quem tememos. Pensamos duas vezes para atravessar as ruas como pedestres, mesmo quando o semáforo estimula a travessia com a luz verde. Não confiamos que a faixa de pedestres será respeitada. Dormimos com os olhos semiabertos até que as pessoas que amamos retornem para casa em segurança. Enfim, de sobressalto em sobressalto, o medo limita as ações, impõe espaços menores de convivência. Ficamos restritos, então, a frequentar as áreas da cidade em que nos sentimos mais seguros, elevamos os muros, fechamo-nos atrás de guaritas operadas por aparelhos eletrônicos e, para os mais afortunados, escurecemos os vidros dos veículos ou mesmo os blindamos para enfrentar o medo das ruas. As consequências desse estado de espírito sobre a saúde mental já foram comentadas anteriormente no capítulo "Doenças mentais".

A pergunta que proponho agora é: o sentimento de medo frente à insegurança é justificado por fatos reais, ou o que realmente aumentou não foi a violência real, mas sim a percepção à violência?

Há várias respostas possíveis, a depender de onde vivemos e das dimensões de tempo e espaço que são consideradas para elaborá-las. Caso sejam avaliados longos períodos históricos, o mundo de hoje é muito mais seguro do que o foi no passado. Mesmo se levarmos em conta um período relativamente curto, podemos dizer que o final do século XX e o século XXI foram e são muito menos violentos do que os três quartos iniciais do século XX. Atualmente, seria impensável a aplicação das técnicas de destruição humana empregadas nas duas grandes guerras mundiais, o massacre de armênios pelos turcos, a política de extermínio de judeus pelos nazistas e o grande assassinato em massa perpetrado por Pol Pot no Camboja, sem falar nas violações dos direitos civis cometidas na guerra de independência da Argélia ou a política de *apartheid* na África do Sul. Caso queiramos voltar um pouco mais no tempo, o que dizer das guerras coloniais conduzidas pelas grandes potências mundiais nas Américas, pela Ásia e África, e da odiosa política escravagista, praticada no Brasil até os estertores do século XIX?

Vejamos, por exemplo, a evolução temporal recente das mortes anuais por acidentes de trânsito e criminalidade na região metropolitana de São Paulo, como representadas no gráfico a seguir, obtido a partir dos dados de mortalidade do Ministério da Saúde, o DataSus.

MORTES POR ACIDENTE DE TRÂNSITO E CRIMINALIDADE NA GRANDE SÃO PAULO

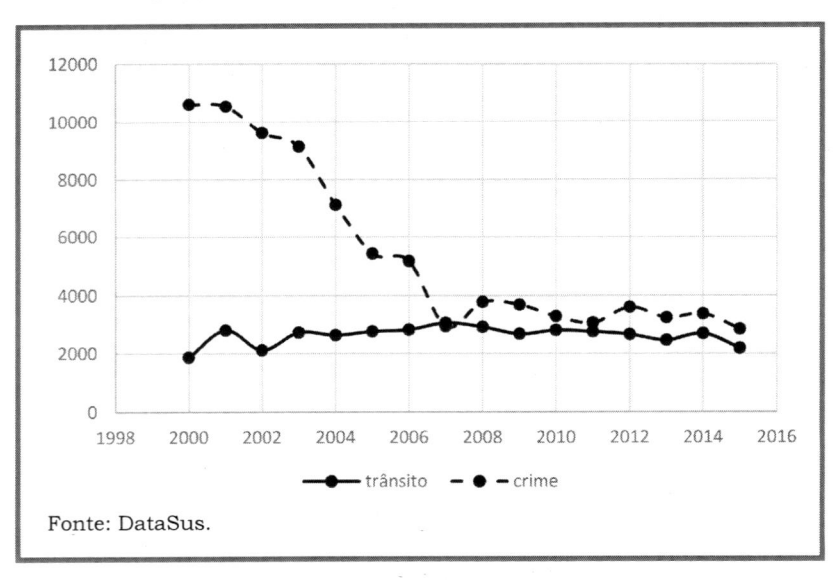

Fonte: DataSus.

Bombardeados que somos pelo noticiário de crimes e assassinatos, creio que muitos de nós nos sentimos mais ameaçados pela criminalidade do que pela violência no trânsito. Pois bem, de forma objetiva, houve em São Paulo uma grande redução das mortes por assassinatos e latrocínios, enquanto, paradoxalmente, não conseguimos reduzir a mortalidade no trânsito. Antes, morria-se muito mais por crimes violentos do que por acidentes de trânsito. Nos últimos anos, os números ficaram muito próximos. Ambos são altos, mas só os índices de criminalidade baixaram.

Evidentemente, a solução da violência em nossas cidades está longe de ser a ideal. Muitos brasileiros morrem antes do tempo, tendo a vida ceifada por um disparo ou em um acidente de trânsito. Há muito que se fazer e, certamente, a tendência central da curva de mortalidade mascara a notável heterogeneidade da violência dentro das grandes metrópoles, onde regiões inteiras são dominadas pela criminalidade. Um exemplo das significativas diferenças de mortalidade por causas violentas no município de São Paulo é apresentado nos mapas que se seguem, em que se pode ver que as autópsias de morte violenta que chegam ao Instituto Médico Legal são provenientes da periferia do município. À guisa de comparação, é mostrada a procedência dos casos que são autopsiados no Serviço de Verificação de Óbitos da USP (mortes naturais que necessitam de autópsia por não terem um médico atendente fixo) originários das mesmas áreas da cidade. Onde impera a violência também ocorre a falta de assistência médica.

**REPRESENTAÇÃO ESPACIAL DA PROBABILIDADE DE
MORADORES PAULISTANOS SEREM SUBMETIDOS A AUTÓPSIA**

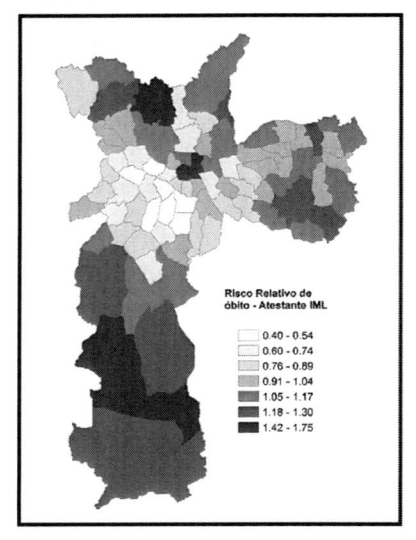 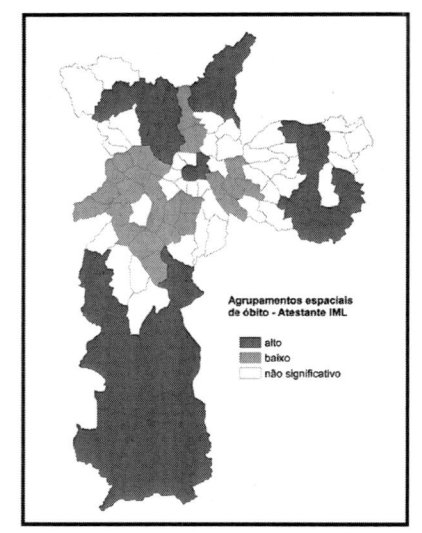

Risco relativo de morte é um termo epidemiológico que apresenta uma comparação de riscos de um evento (no caso a morte) acontecer. Usa-se a unidade como referência, ou seja, risco nulo. Por exemplo, um local com risco de 1,25 indica um ponto onde o risco de morte é 25% maior do que a média. De modo reverso, um risco relativo de 0,50 indica uma probabilidade de morte 50% menor do que a média.

A despeito da significativa disparidade dos indicadores de violência urbana, há que se reconhecer a tendência de redução da violência ao longo do tempo, fato que contraria o sentimento que habita em nossos corações de que a violência aumenta a cada dia.

Talvez a razão para isso seja que as notícias sobre as tragédias da violência nos cheguem com muito mais facilidade por estarmos vivendo em um cenário onde o fluxo da informação está cada vez mais fluido e rápido. Seguindo essa linha de pensamento, é possível que a possibilidade da comunicação e o compartilhamento de episódios de violência tenham tirado da escuridão o assédio, a violência contra as mulheres e as crianças, que, no passado, não conseguiam aflorar ao conhecimento público.

A informação exposta aos nossos olhos de forma crua e precisa da violência que nos amedronta é, paradoxalmente, o maior dos antídotos às práticas violentas.

Sim, porque a divulgação de atos violentos cria uma "barreira moral coletiva" que, de alguma maneira, limita a própria violência, já que deixamos de tolerar fatos antes desconhecidos, como o espancamento, atos de assédio físico, sexual e moral, bem como a violência cruel das guerras.

No passado, a barbárie das guerras era presenciada apenas pelos seus participantes. A crueza das batalhas, os genocídios e o extermínio de civis eram apresentados aos povos das nações em guerra de uma forma "pasteurizada", dado que era então possível aos governantes controlar melhor a informação veiculada sobre os fatos. Seria possível aos nazistas apresentar ao povo alemão de forma clara as barbaridades cometidas nos campos de concentração sem que houvesse resistência e horror? As práticas empregadas pelas nações europeias durante as guerras coloniais poderiam chegar aos seus povos e ser apresentadas ao resto do mundo, caso fossem retratadas com plena clareza? Se fossem mostradas ao povo americano as consequências do lançamento da bomba atômica em Hiroshima, haveria condições de que a população aprovasse um segundo lançamento em Nagasaki? Em outras palavras, o horror pleno somente pode ocorrer de forma repetida se mantido sob o véu do desconhecimento.

O mesmo acontece em nossas cidades. Cometer uma violência e fazer com que o ato seja ignorado ou oculto passou a ser muito mais difícil. Temos exemplos claros de atos violentos de toda a sorte, sejam eles produzidos pelo aparelho policial, por grupos extremistas ou por torcidas de futebol. Esses atos foram tornados públicos e os responsáveis punidos pela existência de uma documentação precisa, feita por pessoas que, propositada ou circunstancialmente, presenciaram o acontecido. Muito recentemente, gestos de corrupção, antes feitos nos bastidores, foram flagrados de forma plena, provocando indignação social e forçando a tomada de medidas judiciais devidas.

As novas formas de comunicação permitiram também uma maior organização dos grupos da população que eram ou são tradicionalmente vítimas de preconceito, desrespeito ou violência física. A violência contra as mulheres e crianças saiu dos limites dos lares por meio do ampliamento dos modos de divulgação, criando as condições para que fossem criadas redes de apoio. A violência moral e o assédio puderam ser documentados e divulgados de forma clara, inibindo ações desse tipo.

Infelizmente, caros leitores, temos que conviver com a violência, que não pode mais ser ignorada ou oculta. Felizmente, caros leitores, a explicitação e divulgação de atos violentos fizeram com que o mundo se tornasse menos violento.

A situação que acabo de detalhar indica que as cidades precisam ser ocupadas em sua totalidade. Quando saímos às ruas, à noite, em locais com grande número de pessoas, não aumenta a nossa sensação de segurança? Por outro lado, quando caminhamos em locais onde a população decresce à noite (como nos centros comerciais), o sentimento de ameaça aumenta significativamente. Bairros ermos, como concebidos há décadas, hoje pagam também um alto tributo em termos de segurança subjetiva e objetiva, por não mesclarem de forma equilibrada comércios e residências. Os antigos bairros jardins das grandes cidades hoje se tornaram uma confederação de fortalezas, com altos muros e grades eletrificadas.

Há outras medidas que podem ser implementadas para o aumento da segurança. Iluminação farta é uma delas, pois quanto mais escuro é o local, mais medo sentimos. Há recursos e tecnologia para iluminação de intensidade com baixo consumo elétrico, tanto pelo menor dispêndio como também pelo acoplamento de células solares que acumulam energia durante o dia, para devolver luz e segurança à noite. Esse tipo de iniciativa em grandes cidades não pode ser executada em apenas uma gestão e, talvez, esse seja o maior impedimento para a sua implementação. No atual cenário político do Brasil, ações de curto prazo tendem a ser mais visíveis do que projetos que demorem talvez uma década, em que o propositor original por vezes nem recebe os louros da empreitada. O mesmo raciocínio vale para outros tópicos dos serviços urbanos que possuem soluções exequíveis e de baixo custo, como as calçadas e os semáforos.

Outra ação interessante é a da sociedade civil para a maior ocupação dos espaços públicos. Moradores do entorno de praças e logradouros utilizam de forma mais constante esses equipamentos, que passam a ser convidativos e afastam a violência. Há hoje em todo o Brasil ações de organizações civis que estão zelando e cuidando de praças e parques, com excelentes resultados em termos de ocupação e segurança. Afinal, o espaço público pertence a nós, os cidadãos, e intervir e recuperar esses espaços tão preciosos e necessários é um trabalho de longo prazo, mas que traz resultados duradouros. Uma parceria entre as unidades básicas de saúde com associações de moradores seria altamente vantajosa e produtiva para ambos, resultando em benefícios para o corpo, a mente e a alma.

Uma das formas de violência que vêm crescendo progressivamente em nossas cidades é aquela causada pelo aumento da presença de dependentes químicos, especialmente do crack. O Brasil vive nos dias atuais uma epidemia de consumo de crack. A partir dos anos 1990, o número de usuários se eleva mais e mais, atingindo, nos dias de hoje, mais de 1 milhão de brasileiros. O que era uma ameaça potencial, agora é uma triste realidade, e assistimos diuturnamente a jovens dependentes esquálidos que perambulam pelas ruas de nossas cidades. O Brasil é o segundo maior consumidor dessa droga no mundo (algumas pesquisas o apontam como o primeiro).

O crack é feito a partir de uma pasta não refinada de cocaína e bicarbonato de sódio. É consumido em forma de "pedras". Devido às suas características físicas, as pedras costumam ser queimadas em cachimbos improvisados e o produto da queima é inalado, atingindo os pulmões. Por causa de sua grande superfície e alta capacidade de difusão, a absorção dessa cocaína volatilizada é muito eficiente, permitindo que os efeitos estimulantes da droga sejam rápidos e intensos. De todas as variantes do uso de cocaína, a inalação de crack é a que mais induz dependência. Por outro lado, o baixo custo de produção faz com que seja acessível a muitos, definindo então o perfil típico do usuário: jovens das classes menos favorecidas, que tomam contato com a droga no início da adolescência.

O crack tem efeitos estimulantes intensos e promove contração dos vasos sanguíneos, que, a longo prazo, causa fibrose cardíaca, estreitamento não reversível das artérias coronárias e de ramos arteriais intracerebrais. Os usuários perdem função cardíaca e neurônios de forma definitiva, elevando o risco de morte por arritmias ou infarto do miocárdio e, de outra parte, alterações cognitivas e comportamentais permanentes. A alteração do estado de consciência promovida pela droga facilita em muito as doenças transmitidas sexualmente – aids, sífilis, gonorreia, hepatites virais, por exemplo. Além disso, os "bebês do crack" também vão sofrer as consequências cardíacas e cerebrais em maior intensidade, fruto da exposição transplacentária durante o desenvolvimento fetal. Esse é o quadro que temos diante de nós, composto com as tintas dramáticas de uma epidemia que se alastra, provocando deterioração física e mental de jovens, com um nível de dependência que faz com que as taxas de recuperação pós-tratamento sejam ainda muito decepcionantes. Ao virarem dependentes, é comum as pessoas perderem os seus lares e ganharem as ruas, tornando-se vítimas preferenciais da violência urbana. Temos, portanto, a nossa frente um problema complexo e de difícil solução, uma vez que demanda a conjunção e, principalmente, a integração de diferentes áreas do conhecimento. Uma plataforma ampla, capaz de produzir diálogos e convergências entre neurociências, toxicologia, psiquiatria, psicologia, ciências sociais, antropologia, educação, economia e urbanismo (entre outras áreas do conhecimento), é talvez um dos caminhos para propor novas abordagens e formas de tratamento, e assim contribuir para a elaboração de políticas públicas eficientes e sugerir estruturas de apoio aos dependentes. Mas por exigir a participação de pesquisadores de diferentes áreas do saber, é de difícil implementação, pois não há uma bala mágica que traga a solução em um curto espaço de tempo.

Novamente temos uma situação que se confronta com o modo de estabelecer políticas públicas nos tempos atuais, que privilegiem ações de curto prazo. Enquanto isso, nossos olhos nos expõem à dura realidade das vidas perdidas nas cracolândias que proliferam pelas cidades brasileiras, onde assistimos, impotentes, ao triste espetáculo da degradação humana na sua forma mais extrema.

Vale, agora, detalhar novas formas de violência que vêm aumentando. Falo de atos de violência de cunho interpessoal, fruto da incivilidade e do individualismo característicos de nossa maneira presente de encarar a vida. Essa violência é encontrada no trânsito, em que qualquer gesto ou mudança de sentido desperta violência verbal ou reações extremadas. O desrespeito aos mais velhos ou com incapacidades físicas é vivenciado em sua plenitude nas portas dos elevadores e no transporte coletivo. A travessia das ruas é uma experiência constante da violência dos mais fortes – os veículos automotores – contra os mais fracos – os pedestres. Finalmente, as redes sociais, as mesmas que contribuíram para a redução dos atos de violência tradicionais, são o melhor meio para a veiculação da violência cibernética, em que o exercício do ódio pode ser desenvolvido apenas por discordâncias de opiniões. Resumindo, a violência ganhou novas formas e será, temo eu, nossa eterna companheira?

Soluções, as esperanças, as necessidades

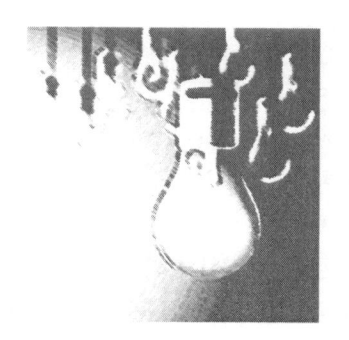

Quando eu era menino, guardava meus sonhos nas estrelas. Hoje, velho, já não consigo vê-las. Pois, embora possa ver da sacada do meu apartamento na zona central de São Paulo a cidade em muito da sua inteireza e grandiosidade, as estrelas do céu, frequentemente, ficam apagadas com o firmamento iluminado pelas luzes das ruas e edificações. Sinto-me bastante perdido, pois o céu me aparece invertido, o escuro fica por cima, a luz ilumina por baixo. Será que ainda me encaixo no espaço da minha cidade, lugar de perdidos sonhos, onde a mim mesmo rebaixo?

Caras leitoras, caros leitores. Perdoem-me pela ousadia de introduzir um texto pessoal justamente no capítulo que deveria ser dedicado à apresentação de soluções e esperanças para as megacidades.

E por que não comecei esta conclusão com um elenco de soluções para os problemas das nossas cidades? Não é pela falta de alternativas, estejam certos. Saibam, caros leitores, que existem milhares de soluções tecnicamente eficazes para melhorar a qualidade de vida dos habitantes urbanos. Há exemplos muito bem-sucedidos de recuperação dos recursos naturais, tais como água e cobertura vegetal, em áreas urbanas degradadas. Modelos altamente eficientes de mobilidade urbana, combinando velocidade, conforto e baixa emissão de poluentes e de gases de efeito estufa, já estão prontos e implementados em várias cidades do mundo. Estímulo à mobilidade ativa e políticas de modificação de hábitos alimentares foram aplicados com muito sucesso e reduziram as taxas de obesidade. A ampliação de áreas de convivência e equipamentos culturais resgatou jovens da criminalidade e melhorou em muito as taxas de doenças mentais, como em Medellín e mesmo nas comunidades carentes do Brasil. Os exemplos obtidos em Paraisópolis, em São Paulo, e o museu da Maré no Rio de Janeiro, são eloquentes da capacidade de humanizar as cidades, mesmo nas suas áreas mais sofridas. A adoção de práticas de aumento da permeabilidade do solo, da segregação das redes de esgoto, da água de reúso e de distribuição da água servida para consumo humano foi positiva não só para reduzir inundações e doenças infecciosas, como também para aumentar a resiliência urbana frente a eventos climáticos extremos, seja de seca ou de chuvas torrenciais. Prédios inteligentes são capazes de reduzir ilhas de calor urbano e, ao mesmo tempo, produzir energia solar. Finalmente, a incorporação de sistemas de vigilância, inteligência cibernética e medidas de ressocialização de pequenos infratores reduziram de forma vigorosa a criminalidade em várias metrópoles do mundo.

Quase tudo o que é necessário ser feito para reduzir as mazelas urbanas já está pronto para uso, não necessitando de grandes processos criativos. É como se existisse um enorme balcão de produtos e soluções, bastando escolher as alternativas que mais se adéquam às condições culturais e financeiras de cada cidade, talvez uma pitada de adaptação regional. Em caso da inexistência de uma alternativa conhecida para um problema específico, há que se lembrar que as cidades são uma fábrica de ideias altamente eficientes. Basta apertar o botão de ligar e acelerar a produção criativa.

Como sou um simples médico, reconheço que tenho mais domínio da Biologia humana do que da Biologia urbana, que demanda competências em urbanismo, mobilidade, tecnologia e outros tópicos importantes para a construção de políticas urbanas virtuosas. Mesmo assim me atrevo a apresentar aos leitores uma visão pessoal, produto de mais de 60 anos de andanças pela cidade que amo. Combino nesse ponto uma mistura de otimismo com um pouco de tristeza opressiva, pois não consigo compreender de forma clara as razões que impedem um trajeto mais rápido de nossas cidades na direção do bem-estar humano e sustentabilidade. Preferi, então, expor os motivos que julgo serem responsáveis pelo paradoxo, que resumo da seguinte maneira: sabemos o que há de ser feito, mas não tomamos o rumo adequado.

Desvio, portanto, o rumo do texto. Até esse ponto, procurei falar com base na literatura científica existente; a partir de agora, entra em ação o cidadão, sua alma e suas crenças. Primeiramente, creio que as cidades de um país como o Brasil padecem de uma enorme dificuldade para responder a uma simples questão: a quem pertence a cidade? Essa pergunta pode parecer simples e direta, mas, no meu entendimento, traz em seu bojo dificuldades significativas. Como já mencionamos, as cidades, ao crescerem, tornam-se palco de conflitos legítimos entre os diferentes grupos e corporações que a compõem. No melhor dos mundos, os conflitos nascidos pelo próprio funcionamento das cidades seriam resolvidos por negociação e entendimento. Essas duas atividades – negociação e entendimento – um dia foram conhecidas entre nós como Política (assim mesmo, em maiúsculo). Infelizmente, hoje praticamos algo assemelhado à política. Políticas minúsculas dificultam negociações que atendam a um planejamento de longo prazo e à maioria dos interesses da população. Por exemplo, a ocupação dos mananciais urbanos de São Paulo pertenceu e pertence até os dias de hoje à esfera da micropolítica regional, onde os representantes legais aumentaram o seu capital eleitoral à custa de prejuízos para o todo da cidade, e também, paradoxalmente, para a população beneficiada pela ocupação ilegal de áreas de preservação, condenadas que foram a viver em regiões desprovidas de serviços básicos de saneamento, educação, saúde e segurança.

As mesmas práticas políticas liliputianas estiveram por trás da definição do sistema de transporte urbano, que impuseram modais de baixa capacidade de transportes, altamente poluidores e causadores de enorme perda de tempo e qualidade de vida dos moradores da cidade. A inexistência de um sistema de corredores de ônibus eficiente e de transporte sobre trilhos, com ampla cobertura territorial, contribuiu para a imobilidade urbana e para a consolidação de uma matriz de mobilidade extremamente onerosa e ineficiente. Ganham alguns, porém, pagamos nós todos, com nosso dinheiro, nosso tempo e nossa saúde.

Poderia dar vários exemplos, como no zoneamento urbano, na criação de espaços de moradia, na criação e espalhamento de novos núcleos geradores de emprego na cidade. Os temas podem ser variados, mas a mecânica da disfunção urbana é a mesma. Faltam políticas de longo prazo, prejudicadas pela visão de lucros imediatos e por uma boa dose de ganância e falta de espírito público.

Causa ou consequência do processo de tomada de decisões sobre os destinos da cidade, houve um progressivo desfazer do sentimento de cidadania, que defino como o ato de sentir-se parte de uma comunidade, na qual o bem comum é motivo de procura por todos os seus integrantes. O espaço público deixa de ser visto, então, como um lugar de todos. Ele vira o exato oposto: espaço de ninguém. Surgem soluções individuais. Na falta de um bom transporte coletivo, adota-se um transporte individual. No cenário que combina a necessidade de grandes deslocamentos e uma tarifa de transporte público elevada, fica mais prático e barato pagar as prestações de uma motocicleta de baixa cilindrada e trafegar entre as faixas de rolamento convencional. Paga-se apenas uma pequena taxa de juros em vidas, amputações e incapacidades permanentes. Há insegurança nas ruas? Basta apenas elevar os muros, contratar segurança privada e eletrificar as grades. Para os que mais podem, blindar os carros e escurecer os vidros. Não vemos, não somos vistos, não nos solidarizamos. Novos tempos esses de condomínios que, dentro de uma mesma portaria, podemos viver, trabalhar, encontrar nosso lazer sem termos que sair de casa. Os empreendimentos mais modernos poderiam cogitar a incorporação de um hospital e maternidade acoplados a um eficiente crematório *gourmet* na sacada, facilidades que poderiam enquadrar todo o ciclo de uma vida em um só espaço...

Não se constrói a cidade a partir de uma governança superior, mas sim, pela força e vontade dos seus cidadãos e consequente exercício constante da cidadania. Uma cidade verdadeira e humana somente poderá ser construída de baixo para cima, fazendo com que as decisões sobre seu destino sejam tomadas em torno de um só tema, qual seja, a qualidade de vida dos seus habitantes. São eles que definem a quem a cidade pertence e como ela será no futuro. Trocamos em nossas cidades rios por avenidas, áreas de parques por grandes empreendimentos comerciais, invadimos os cinturões, águas e matas para dar abrigo aos mais necessitados e, infelizmente, sentimos hoje as consequências desses descaminhos.

Como cidadão, creio firmemente que é possível melhorar em muito as cidades brasileiras, fato que terá efeitos extremamente positivos para a vida e a saúde dos seus habitantes. Ao longo da sua evolução, o habitat natural dos seres humanos passou a ser o ambiente construído. Construí-lo de forma plena, agradável, eficiente, prazerosa e sustentável é uma questão fundamental que transpõe os limites de saúde e qualidade de vida, pertencendo, em seu significado mais profundo, às esferas dos direitos fundamentais das pessoas.

Voltamos à pergunta inicial deste capítulo: e como fazer isso? Em primeiro lugar, a consciência coletiva é essencial. Há, hoje, cidadãos reunidos que reivindicam melhoras que modificam a relação do indivíduo com a cidade. Por exemplo, movimentos da sociedade civil e parcerias entre governantes e organizações sociais têm levado a melhorias substanciais no manejo dos resíduos sólidos e na recuperação de espaços e logradouros públicos. Estão cada vez mais presentes na mente dos habitantes urbanos os benefícios do acesso à mobilidade urbana de qualidade, criando a visibilidade política do tema e, consequentemente, promovendo aumento de investimentos no setor. Ainda nesse quesito, a aversão à perda de tempo nos congestionamentos que se intensificam tem provocado, mais do que qualquer operação pública, uma progressiva recuperação do centro de nossas cidades, fazendo com que o mercado imobiliário invista em lançamentos de unidades habitacionais voltadas a um público que não tolera mais as mazelas da imobilidade. Ao recuperar as áreas degradadas com habitações, as cidades começam a recuperar partes do seu território que se encontravam em completa decomposição pelo abandono. Movimentos e ações que promovem a mobilidade ativa têm proliferado na grande maioria das cidades brasileiras, criando verdadeiras academias ao ar livre e de uso gratuito, onde se praticam a caminhada, o ciclismo e, principalmente, o encantamento do convívio e a recuperação do prazer do viver urbano. Como mencionado extensivamente ao longo deste livro, a engenhosidade humana se amplifica nas cidades. Fomos nós, os cidadãos urbanos, que criamos os problemas que nos afligem. Seremos nós, com nossas ideias e ações, que corrigiremos o rumo de nosso habitat, feito de cimento, concreto, pensamentos e ideais.

É disso que fala este livro. De como os direitos fundamentais das pessoas correm o risco de serem violados pela desconstrução do sentido mais amplo do significado, da beleza e do encantamento da vida nas cidades. Fala também da nossa responsabilidade e competência para recuperar as cidades. Há um longo trabalho a ser feito, mas sinto que a mudança de nossas cidades é possível e necessária.

Notas

[1] ARAUJO, A. G. M et al. "Eastern South American Paleoindians and Extreme Cultural Stability: Are Humans Inherently Innovative?". 8th World Archaeological Congress, 2016.

[2] SILVA, M. T. et al. "Prevalence of Depression Morbidity among Brazilian Adults: a Systematic Review and Meta-Analysis". *Revista Brasileira de Psiquiatria*. São Paulo, v. 36, n. 3, jul./set. 2001.

[3] COELHO, M. et al. "Clima urbano e saúde: uma revisão sistematizada da literatura recente". *Estudos Avançados*. São Paulo, 30 (86), 2016, pp. 67-82.

[4] ANDRADE, M. D. et al. "Vehicle Emissions and PM(2.5) Mass Concentrations in Six Brazilian Cities". *Air Quality, Atmosphere & Health*. n. 1, 2012, pp. 79-88.

[5] Como recentemente determinado pela International Agency of Research in Cancer da Organização Mundial da Saúde. LOOMIS, D. et al. "The Carcinogenicity of Outdoor Air Pollution". *Lancet Oncology*. v. 14, n. 13, 2013, pp. 1262-3.

[6] CINTRA, M. "Os custos dos congestionamentos na cidade de São Paulo". *Revista Conjuntura Econômica*. São Paulo, v. 67, n. 7, 2013, pp. 62-5.

[7] TRANTER, P. J. "Speed Kills: the Complex Links between Transport, Lack of Time and Urban Health". *Journal of Urban Health*. v. 87, n. 2, 2010, pp. 155-66. Disponível em: <https://www.ncbi.nlm.nih.gov/pmc/articles/PMC2845829/>. Acesso em: 24 out. 2017.

[8] MCELROY, A.; TOWNSEND, P. K. *Medical Anthropology in Ecological Perspective*. 6. ed. Boulder: Westview Press, 2014.

[9] GASPARRINI, A. et al. "Mortality Risk Attributable to High and Low Ambient Temperature: a Multicountry Observational Study". *The Lancet*. v. 386, n. 9991, 2015, pp. 369-75.

[10] CATUZZO, H. *Telhado verde*: impacto positivo na temperatura e umidade do ar. O caso da cidade de São Paulo. São Paulo, 2013. Tese (Doutorado em Geografia Física) – Faculdade de Filosofia, Letras e Ciências Humanas, Universidade de São Paulo.

[11] MORELLI, D. *Desempenho de paredes verdes como estratégia bioclimática*. Campinas, 2016. Tese (Doutorado em Arquitetura, Tecnologia e Cidade) – Universidade Estadual de Campinas. Disponível em: <http://repositorio.unicamp.br/bitstream/REPOSIP/321174/1/Morelli_DeniseDamasdeOliveira_D.pdf>. Acesso em: 24 out. 2017.

O autor

Paulo Saldiva, médico patologista, professor da Faculdade de Medicina da Universidade de São Paulo, com pesquisas em doenças respiratórias, patologia ambiental e antropologia médica. Ciclista por vocação, gaitista por superação e esforço, é apaixonado por São Paulo.

CADASTRE-SE
EM NOSSO SITE,
FIQUE POR DENTRO DAS NOVIDADES
E APROVEITE OS MELHORES DESCONTOS

LIVROS NAS ÁREAS DE:

História | Língua Portuguesa
Educação | Geografia | Comunicação
Relações Internacionais | Ciências Sociais
Formação de professor | Interesse geral

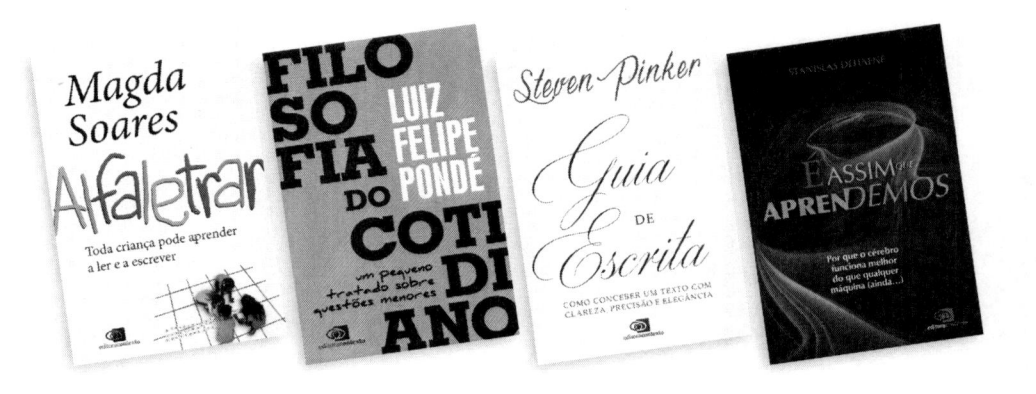

ou
editoracontexto.com.br/newscontexto

Siga a Contexto
nas Redes Sociais:
@editoracontexto